RECHERCHES EXP.........

SUR LES ACTIONS

PHYSIOLOGIQUES ET THÉRAPEUTIQUES

DE QUELQUES MÉDICAMENTS

CONSIDÉRÉS COMME

ANTISEPTIQUES (Iodure et Chlorure de Mercure, Acides Thymique et Phénique, Résorcine, Iode, Azotate d'Argent) ;

DIURÉTIQUES (Nitrate de Potasse, Colchicine) ;

CARDIAQUE (Strophanthus hispidus) ;

HYPNOTIQUES (Antipyrine, Bromhydrate d'Hyoscine, Acétophénone, Uréthane, Méthylal) ;

PAR

Le Dr F. COMBEMALE,

Ex-Interne de l'Asile d'Aliénés de Montpellier (Concours 1884),
Membre de la Société de Médecine et de Chirurgie pratiques de Montpellier,
Membre du Comité de Rédaction du *Montpellier Médical*.

MONTPELLIER

TYPOGRAPHIE ET LITHOGRAPHIE CHARLES BOEHM

ÉDITEUR DU MONTPELLIER MÉDICAL

ET DE LA GAZETTE HEBDOMADAIRE DES SCIENCES MÉDICALES.

1889

RECHERCHES EXPÉRIMENTALES

SUR LES

Actions Physiologiques et Thérapeutiques

DE QUELQUES MÉDICAMENTS

RECHERCHES EXPÉRIMENTALES

SUR LES ACTIONS

PHYSIOLOGIQUES ET THÉRAPEUTIQUES

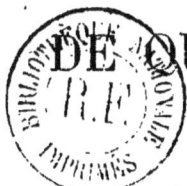

DE QUELQUES MÉDICAMENTS

CONSIDÉRÉS COMME

ANTISEPTIQUES (Iodure et Chlorure de Mercure, Acides Thymique et Phénique, Résorcine, Iode, Azotate d'Argent) ;

DIURÉTIQUES (Nitrate de Potasse, Colchicine);

CARDIAQUE (Strophanthus hispidus) ;

HYPNOTIQUES (Antipyrine, Bromhydrate d'Hyoscine, Acétophénone, Uréthane, Méthylal);

PAR

Le Dr F. COMBEMALE,

Ex-Interne de l'Asile d'Aliénés de Montpellier (Concours 1884),
Membre de la Société de Médecine et de Chirurgie pratiques de Montpellier,
Membre du Comité de Rédaction du *Montpellier Médical*.

MONTPELLIER

TYPOGRAPHIE ET LITHOGRAPHIE CHARLES BOEHM
ÉDITEUR DU MONTPELLIER MÉDICAL
ET DE LA GAZETTE HEBDOMADAIRE DES SCIENCES MÉDICALES.

1889

INTRODUCTION.

Durant les quatre années d'Internat que j'ai passées à l'Asile d'Aliénés de Montpellier, j'ai eu la bonne fortune, outre les nombreux matériaux cliniques qui ont servi à mon éducation médicale, d'avoir sous la main un laboratoire et de trouver à sa tête un Maître aussi éminent par le cœur que par l'esprit. Sous la puissante impulsion de M. le professeur Mairet et avec sa large collaboration, je me suis adonné aux recherches expérimentales, aidé suivant les époques par mon Collègue d'internat, mon ami le Dr Pilatte, ou par mon excellent camarade le Dr Grognier. Ces recherches expérimentales ont porté tour à tour : 1° sur les antiseptiques, au moment où le choléra sévissait dans le midi de la France ; 2° sur les hypnotiques, lorsque surgirent les nombreux médicaments de cet ordre dont la série ne semble pas encore épuisée et dont l'usage est si fréquent dans les Asiles d'Aliénés ; 3° sur les diurétiques, à l'occasion de recherches cliniques inédites sur l'élimination de l'acide urique chez certains aliénés ; 4° sur les toniques cardiaques, à propos de la retentissante découverte du Strophanthus hispidus, dont l'action encore mal élucidée donne lieu actuellement à tant de controverses.

Les résultats de ces recherches expérimentales sur l'homme sain ou aliéné et sur les animaux ont été adressés en leur temps aux sociétés savantes : à l'Académie des Sciences, par P. Bert et M. le professeur Charcot, que nous sommes heureux de remercier ici ; à la Société de Biologie, par M. le professeur-agrégé Quinquaud.

Ce sont ces diverses Notes ou Communications que nous réunissons aujourd'hui en un faisceau, ne changean* rien au texte primitif, ne modifiant aucunement nos opinions premières, que les expériences ultérieures sont du reste pour la plupart venues confirmer, ne faisant que les grouper sous des titres compréhensifs des effets principaux des médicaments au lieu de les présenter dans la succession chronologique de leur publication.

Me continuant sa bienveillante protection, M. le professeur Mairet m'autorise à publier ce résumé de quatre années de travail, sous mon seul nom ; chacun reconnaîtra néanmoins à sa marque ordinaire la collaboration de mon Maître et tout le monde lui restituera dans ces travaux de laboratoire ce qui lui appartient de précision et d'heureuses applications.

F. COMBEMALE.

Décembre 1888.

Recherches expérimentales sur l'action physiologique de quelques substances considérées comme antiseptiques.

––––––––

a) Iodure et chlorure mercuriques. (*Compt. rend. de l'Acad. des Sc.* Séance du 2 juin 1885.)

Nos recherches ont porté sur l'iodure et le chlorure mercuriques, sur l'iode, l'azotate d'argent, l'acide phénique, l'acide thymique et la résorcine. Dans la présente Note, nous envisageons seulement l'iodure et le chlorure mercuriques.

Iodure mercurique. — Les chiens sur lesquels nous avons expérimenté étaient à jeun depuis douze heures au moins; ils n'avaient jamais servi à aucune autre expérience.

Les solutions d'iodure mercurique employées étaient faites suivant la formule : Iodure, 1 ; alcool, 200 ; peptone, 20. Les titres des solutions injectées ont varié entre 1/5000 et 1/40000 ; les quantités brutes d'iodure mercurique, entre $0^{gr},20$ et $0^{gr},125$, et les quantités de cette substance par rapport au kilogramme du poids de l'animal, entre $0^{gr},1436$ et $0^{gr},00083$.

La quantité d'eau qui servait de véhicule a été à peu près constamment de 500 gram. La durée de l'injection a

varié de vingt-huit minutes à deux heures deux minutes.
La température de la solution était de 39° à 40°,1.

Nos expériences ont porté sur dix chiens.

Les animaux ont succombé lorsque les doses d'iodure
mercurique injecté ont dépassé 0^{gr},0021 par kilogramme
du poids du corps ; dans ces cas, la mort est d'autant plus
rapide que la quantité de cette substance injectée est plus
considérable. Au-dessous de cette dose limite, les animaux
résistent ; toutefois, des accidents se produisent qui peuvent durer jusqu'à deux et même quatre jours. Lorsque la
quantité d'iodure mercurique tombe à 0^{gr},0015 par kilogramme du poids de l'animal, le retour à la santé est
rapide, et au-dessous de cette dose les effets physiologiques
sont peu marqués. La proportionnalité que nous venons
d'établir entre les doses d'iodure mercurique et le poids
de l'animal ramené au kilogramme comme unité est vraie
lorsque l'animal est vigoureux ; mais, fait important à noter
au point de vue thérapeutique, elle ne l'est plus lorsque
l'animal est affaibli, lorsque sa résistance est moindre.
Toutefois, nous n'avons, dans ces cas, jamais produit la
mort en injectant 0^{gr},0015 par kilogramme. Si, chez un
même animal, on fait dans le cours des vingt-quatre
heures, et à des intervalles plus ou moins éloignés, plusieurs injections d'iodure mercurique, ces différentes
injections ajoutent leurs effets.

Quant aux symptômes et aux lésions cadavériques, ils
peuvent se résumer ainsi qu'il suit :

Pendant l'injection. — Le passage du courant est douloureux, ainsi que le prouvent les plaintes poussées par l'animal. L'intelligence et la sensibilité sont intactes. La respiration est fréquente, incomplète, anxieuse dès les premiers moments de l'injection, et se maintient telle pendant toute la durée de celle-ci. La température rectale a baissé progressivement de 0°,6 à 1°, sauf dans les deux cas où l'injection a été le plus rapide ; mais le refroidissement périphérique était certainement plus considérable que ne l'indiquait le thermomètre introduit dans le rectum ; il se développe en effet, à ce niveau, une inflammation très marquée, ainsi que nous l'indiquerons plus loin.

La fréquence du pouls a été notée toujours dès l'abord; cette fréquence se maintenait si la dose était considérable, mais elle diminuait au contraire bientôt, le nombre des pulsations tombait même au-dessous de la normale dans les doses minima employées. Du côté de l'appareil digestif, nous n'avons constaté qu'une seule fois de la diarrhée : c'est chez le chien auquel nous avions injecté la plus forte dose d'iodure mercurique, $0^{gr},20$; dans ce cas, la diarrhée a été presque immédiate et plusieurs fois répétée.

Du côté du système musculaire, des tremblements dans les membres apparaissent vers le milieu ou à la fin de l'injection.

Les pupilles n'ont pas présenté de variations notables.

Après l'injection. — L'intelligence et la sensibilité sont tout autres que pendant l'injection : l'obtusion, l'affaissement, existent toujours et parfois à un degré très prononcé. La respiration reste fréquente, difficile, et cela d'une manière continue ou passagère, suivant les doses. Dans tous les cas, la circulation est moins active et s'accuse par une diminution de force et de fréquence dans le pouls. La température rectale subit des modifications différentes suivant que l'animal succombe ou non. Dans le premier cas, ou bien la température baisse graduellement et peut tomber à 36°, ou bien, au contraire, il se produit une hyperthermie (41°).

Les troubles de l'appareil digestif sont constants: inappétence continue, soif intense, nausées, vomissements, ne manquent jamais et durent quelques heures ou quelques jours; il en est de même des selles diarrhéiques, qui sont teintées de sang; des hématémèses se sont aussi produites aux doses maxima ; les fèces, dans les injections bénignes, restaient noirâtres durant quelques jours.

Le poids du corps diminue rapidement. Le chiffre de l'hémoglobine tombe considérablement et d'une manière rapide : ainsi, un de nos chiens qui avait 12 °/₀ d'hémoglobine avant l'injection, n'en avait plus que 6,25 °/₀ vingt-quatre heures après. L'urine était toujours sanguinolente et fortement albumineuse. Les tremblements musculaires des membres sont constants ; la parésie, surtout celle de l'arrière-train, est commune, mais ces troubles musculaires disparaissent un peu avant la mort, ou peu à peu lorsque le retour à la santé se produit.

A l'*autopsie* des quatre chiens qui ont succombé aux injections intra-veineuses d'iodure mercurique, nous avons remarqué des altérations d'ordre congestif et inflammatoire.

Le *système nerveux* a présenté des signes de congestion généralisée aux méninges, à la substance grise et à la substance blanche, chez le chien auquel nous avons injecté la dose maxima d'iodure mercurique ; dans les autres cas, à part la congestion des méninges, qui restait généralisée, quoique intense, la congestion de la substance nerveuse se limitait à la région cervicale de la moelle et au plancher du quatrième ventricule.

L'*appareil pulmonaire* est le siège d'une congestion généralisée, avec suffusion sanguine sous les plèvres, dans tous les cas.

L'*appareil digestif* est constamment enflammé en deux points : l'*estomac* et le *gros intestin*, principalement à son extrémité inférieure ; le *foie* est violemment congestionné avec teinte marbrée. Il existe une *néphrite* généralisée, surtout médullaire, et on constate la présence de mercure dans les urines. Le *système vasculaire* est moins atteint qu'on ne pourrait le supposer au premier abord ; dans deux cas, on ne note pas de lésions ; dans les deux autres, on constate une endophlébite, un peu d'endartérite aortique et, dans un cas, une tache très nette d'inflammation du péricarde.

Chlorure mercurique. — Les solutions de chlorure mercurique étaient faites suivant la formule : alcool, 15 gram. ; chlorure mercurique, 1 gram.

Les injections de bichlorure de mercure nous ont donné, soit pendant la vie, soit après la mort, des résultats semblables à ceux que nous avons obtenus avec l'iodure mercurique. Les seules différences constatées sont les suivantes :

1° A dose égale, le chlorure mercurique entraîne beaucoup moins rapidement la mort que l'iodure.

2° Le degré de toxicité du chlorure mercurique est moindre que celui de l'iodure ; on peut le fixer à $0^{gr},003$ par kilogr. du poids de l'animal.

A la suite de l'injection de chlorure mercurique, on constate une stomatite, une gingivite et une sécrétion oculo-nasale plus abondante et plus épaisse qu'à la suite de l'injection de l'iodure.

---

b) ACIDE THYMIQUE. (*Compt. rend. de l'Acad. des Sc.* Séance du 22 juin 1885.)

Comme pour les sels de mercure, nous avons choisi le système veineux comme voie d'introduction de l'acide thymique et les chiens comme sujets d'expériences. Le nombre de ces expériences a été de 19 : 9 avec une solution aqueuse saturée d'acide thymique cristallisé ; 10 avec une solution alcalino-alcoolique de cet acide. La solution alcalino-alcoolique dont nous nous sommes servis a été faite suivant la formule : Acide thymique 1er ; alcool, 2 gram. ; soude caustique, $0^{gr},036$; eau à volonté. Cette solution a été rendue nécessaire par le peu de solubilité de l'acide thymique dans l'eau.

L'eau ne dissout, d'après nos recherches, que 1/1750 d'acide thymique, chiffre inférieur à celui que donnent différents auteurs et trop faible pour permettre d'étudier les effets toxiques de cette substance.

La quantité brute d'acide thymique en solution alcalino-alcoolique injectée a varié entre 6 gram. et $0^{gr},20$, et par rapport au kilogramme du poids de l'animal entre $0^{gr},8571$ et $0^{gr},02$.

La durée de l'injection a été de 16 minutes en moyenne.

Tous les animaux ont succombé lorsque la dose d'acide thymique a dépassé 0^{gr},03 par kilogramme du poids du corps.

Mais, lorsque les animaux sont affaiblis, elle s'abaisse : c'est ainsi que nous avons eu un cas de mort à la dose de 0^{gr},0285.

Au-dessous de ce chiffre, le retour à la santé s'est produit lentement lorsque la dose a dépassé 0^{gr},02, rapidement lorsque la dose a été inférieure à ce dernier chiffre ; les effets physiologiques étaient alors peu marqués.

Les symptômes et les lésions que nous avons constatés peuvent se résumer comme il suit :

Pendant l'injection. — Le passage du courant fait cesser toutes plaintes ; puis apparaît rapidement de la somnolence qui, suivant les doses, reste telle pendant toute la durée de l'injection ou se transforme en un sommeil anesthésique profond ou en un coma véritable. En même temps se produit :

1° Une anesthésie qui s'étend à la sensibilité générale et spéciale ; cette anesthésie, incomplète avec des doses faibles, devient absolue avec des doses fortes ; son apparition est parfois précédée par une hyperesthésie légère ou passagère ;

2° Une résolution du système musculaire, qui suit la même marche que l'anesthésie. La respiration s'accélère légèrement et devient difficile. Lorsque la dose d'acide thymique injecté est très toxique, il se produit assez rapidement un arrêt de la respiration et l'animal succombe, à moins qu'on ne suspende immédiatement l'injection et qu'on ne pratique la respiration artificielle. Le pouls est peu influencé et d'une manière variable. On n'observe aucun symptôme du côté du tube digestif.

Postérieurement à la résolution musculaire signalée plus haut, apparaissent des tremblements atteignant d'abord les extrémités et le cou, puis gagnant le thorax, la tête et l'abdomen ; ces tremblements, lorsque les doses sont plus élevées, deviennent plus amples, de manière à reproduire la phase tonique des attaques d'épilepsie ; enfin la contraction clonique apparaît, et alors on assiste à une attaque complète d'épilepsie, avec stertor, bave sanguinolente, défécation, etc. Le trismus, les convulsions oculaires, la suspension de la respiration, sont concomitants ou séparés suivant les cas.

Après l'injection. — La sensibilité revient assez vite, et peu après le sens musculaire réapparaît et l'intelligence se réveille ; toutefois l'affaissement subsiste, s'accompagnant de tristesse.

La température centrale continue à baisser pendant un temps variable (quatre à douze heures) et revient progressivement à la normale, dépassant rarement celle-ci, lui restant généralement inférieure pendant quelques jours.

Le pouls est un peu plus fréquent qu'à l'état normal.

La respiration reste difficile et s'accompagne généralement d'une toux quinteuse. La mort arrive, ou bien lentement au bout de trois à huit jours, ou bien rapidement à la suite d'attaques épileptiformes répétées, auxquelles succède une résolution considérable que nulle excitation ne peut vaincre.

L'affaissement, dans ces cas, augmente progressivement ; on constate alors des tremblements qui se produisent par paroxysmes. Lorsque le retour à la santé se présente, les différents troubles s'atténuent peu à peu : l'affaissement est celui qui est le plus persistant. Les reins émettent une urine sanguinolente, qui donne avec l'eau bromée un précipité semblable au bromo-phénol.

La nutrition est profondément atteinte, le poids des animaux diminue : un de nos chiens a perdu 6 kilogr. en neuf jours ; l'hémoglobine est considérablement diminuée : dans un cas, elle est tombée dans les vingt-quatre heures de 13.5 à 9.5. A la suite de l'administration de fortes doses, nous avons constaté l'émission de selles sanguinolentes et quelques vomissements ; à des doses moindres, rien de particulier ne s'est produit du côté du tube digestif. Il existe un catarrhe oculo-nasal.

A l'*autopsie* des chiens qui ont succombé, nous avons rencontré les altérations suivantes :

Les parois internes du crâne et les enveloppes du cerveau sont congestionnées ; la substance grise est le plus souvent rouge ; dans un cas, existait une hémorrhagie sur le lobe frontal droit avec inflammation circonvoisine ; la substance blanche est pointillée, sablée de rouge ; les ventricules contenaient une fois du liquide. La moelle est congestionnée ainsi que ses enveloppes, et quelques petites hémorrhagies se sont produites avec élection ordinaire aux renflements cervicaux et lombaires.

Les poumons sont plus ou moins hépatisés, il existe constamment des hémorrhagies sous-pleurales et, dans certains cas, de la pleurésie. L'endocarde et l'aorte à son origine sont violacés ; la transformation en tissu organisé des veines ayant servi à l'injection est rapide. Lorsque la dose d'acide thymique est faible, on ne constate aucune lésion du côté du tube digestif ; lorsqu'elle est forte, existe une inflammation qui se localise au niveau de l'extrémité inférieure de l'intestin grêle et le long du gros intestin. Le foie est toujours violemment congestionné, enflammé même d'une manière diffuse. Les reins sont, eux aussi, plus ou moins congestionnés et enflammés, suivant les doses, au niveau de la région corticale.

Avec la solution aqueuse saturée d'acide thymique, les phénomènes sont absolument semblables à ceux constatés à la suite de l'injection de la solution alcalino-alcoolique ; ils sont seulement moins intenses, ce qui tient à la plus faible quantité d'acide thymique injecté.

c) ACIDE PHÉNIQUE ; RÉSORCINE. (*Compt. rend. de l'Acad. des Sc.* Séance du 20 janvier 1885.)

Acide phénique. — L'acide phénique a été employé en solution aqueuse ; la quantité totale de cette substance injectée dans le système veineux des chiens en expérience a varié entre $0^{gr},464$ et $4^{gr},70$ et par kilogr. du poids de l'animal entre $0^{gr},03$ et $0^{gr},188$. Lorsque la dose d'acide phénique a dépassé $0^{gr},15$ par kilogr. du poids de l'animal, les chiens ont succombé, et cela d'autant plus rapidement que la dose était plus forte. Au-dessous de $0^{gr},15$ et jusqu'à $0^{gr},10$, les accidents consécutifs à l'injection sont très marqués et la convalescence longue ; au-dessous de 0^{gr},10, les effets physiologiques sont très atténués et le retour à la normale rapide.

Au point de vue des effets produits par l'acide phénique sur les divers systèmes ou appareils, nos expériences confirment d'une manière générale les résultats auxquels sont arrivés MM. Paul Bert et Jolyet en 1869 et, après eux, nombre d'expérimentateurs ; aussi n'insisterons-nous que sur les points suivants :

Il existe une hyperesthésie auditive appréciable à faible dose, très marquée à forte dose, qui apparaît dès les premiers moments de l'injection. La pupille est le plus généralement dilatée ; l'intelligence est conservée, sauf lorsque l'animal est sous le coup d'une attaque épileptiforme. La température baisse assez régulièrement, et la chute peut, suivant les doses, atteindre deux degrés ; le retour de la température à la normale se fait progressivement et d'autant plus vite que la quantité d'acide phénique est plus faible : lorsque la quantité d'acide phénique injecté est suffisante, elle provoque des attaques épileptiformes complètes avec convulsions toniques, perte de connaissance, etc. A la suite de ces attaques, qui se produisent pendant l'injection ou dans les premières heures qui la suivent, la température, au lieu de baisser, augmente de quelques dixièmes de degré ; c'est seulement lorsque les attaques ont cessé que l'hypothermie paraît, celle-ci se produit brusquement et se prononce avec rapidité. Les convulsions toniques seules donnent ainsi lieu à une augmentation du chiffre thermique ; les secousses cloniques, même généralisées, n'empêchent pas la chute habituelle de la température.

L'acide phénique apparaît rapidement dans la salive ; dans un cas, nous en avons constaté la présence vingt minutes après le début de l'injection et sept minutes après la fin ; mais l'élimination complète de cette substance est assez lente : ainsi, dans un cas où la dose injectée était relativement forte, nous avons encore constaté la présence de l'acide phénique dans les urines quarante-huit heures après l'injection. Lorsque la dose d'acide phénique injecté est un peu considérable, il se produit des troubles graves de la nutrition.

A l'*autopsie*, parmi les lésions que nous avons trouvées chez les animaux qui ont succombé à l'injection ou que nous avons sacrifiés un certain temps après l'expérience, nous ne citerons que celles qui concernent le système nerveux. Lorsque la mort a été très rapide, les lésions sont limitées à la moelle ; il existe une congestion du canal épendymaire et de la substance grise, surtout marquée au niveau des renflements cervicaux et lombaires, où se rencontrent de véritables hémorrhagies capillaires et un ramollissement consécutif de la substance nerveuse. Les lésions que nous venons d'indiquer sont d'autant moins marquées que les doses d'acide phénique injecté sont moindres.

Résorcine. — La résorcine, que nous avons injectée en solution aqueuse, a donné lieu à des phénomènes offrant d'une manière générale une modalité semblable à celle que nous avons constatée sous l'influence de l'acide phénique et qui n'en diffère que par les points suivants :

1° La résorcine est plus toxique ; ce n'est qu'au-dessous de $0^{gr},10$ par kilogr. de poids d'animal qu'elle n'entraîne pas la mort.

2° La bave, qui est très abondante, et l'air expiré ne contiennent pas de résorcine.

3° Après l'injection de la résorcine, la température s'abaisse un peu plus que sous l'influence de l'acide phénique; la sensibilité est plus obtuse, l'affaiblissement plus considérable.

4° A l'*autopsie*, on rencontre du côté de la rate, du pancréas et du mésentère, des congestions et des inflammations que nous n'avons pas retrouvées avec l'acide phénique.

---

d) Iode; Azotate d'argent. *Compt. rend. de l'Acad. des Sc.* Séance du 24 août 1885.)

Iode.— Nos expériences sur l'iode ont été faites par les mêmes procédés et dans les mêmes conditions que pour les autres antiseptiques. L'iode était dissous, soit dans l'alcool, la glycérine et l'eau, soit dans l'iodure de potassium et l'eau. Dans les deux cas, les effets obtenus ont été absolument les mêmes ; il n'y a pas eu de coagulations sanguines. La quantité totale d'iode injecté a varié entre $1^{gr},92$ et $0^{gr},21$, et, par rapport au kilogramme du poids de l'animal, entre $0^{gr},03$ et $0^{gr},1464$. La dose limite de tolérance est de $0^{gr},045$, par kilogramme du poids de l'animal.

Au-dessus de ce chiffre, la mort survient au bout d'un temps plus ou moins long, pouvant aller de un à sept jours. Au-dessous de ce chiffre, l'animal ne meurt pas ; mais au-dessus de $0^{gr},03$, la convalescence est longue, peut durer jusqu'à huit jours et plus, et l'on constate pendant ce temps l'existence de frottements pleuraux qui se localisent surtout

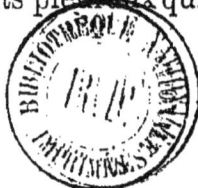

à la base, en arrière et le long de la gouttière vertébrale.

Les symptômes et les lésions que nous avons constatés peuvent se résumer ainsi :

Pendant l'injection. — Cessation des plaintes, affaissement pouvant aller jusqu'à la résolution musculaire complète, intelligence et sensibilité conservées. Respiration généralement augmentée, toujours profonde, très difficile ; l'animal emploie tous ses muscles pour respirer ; pouls accéléré ; la température reste normale ou s'abaisse d'autant plus que la dose d'iode injecté est moins toxique.

Après l'injection. — Dans les cas qui se terminent heureusement, l'affaissement disparaît vite ; dans les autres, l'affaissement persiste, et l'on peut constater de véritables paraplégies des membres inférieurs et supérieurs ; parfois, cet affaissement disparaît après l'injection, pour réapparaître quelques heures après, ou est remplacé, mais rarement, par un état tétanique. La respiration reste toujours gênée, anxieuse, mêlée d'une toux quinteuse avec frottements pleuraux. Le pouls est au-dessus de la normale ; il en est de même de la température, qui peut dépasser celle-ci de 2° et plus ; dans les cas heureux, l'élévation thermique persiste deux ou trois jours et diminue ensuite progressivement ; dans les cas graves, elle se maintient jusqu'à la mort ou s'abaisse, dans les derniers temps, au-dessous de la normale. La soif est intense et des vomissements avec de la diarrhée peuvent se produire.

Les urines sont abondantes et renferment de l'iode.

La dénutrition est considérable.

A l'*autopsie*, on constate, du côté de l'appareil pulmonaire, des adhérences pleurales multiples, des ecchymoses
superficielles, de l'hépatisation, et, dans les bronches, un
liquide séro-purulent ; du côté du cœur, de la péricardite
due à la propagation de l'inflammation pleuro-pulmonaire,
et quelques hémorrhagies lenticulaires sous-endocardiques ; du côté du foie, un aspect marbré et même de
petits abcès ; du côté du tube digestif, une inflammation
surtout marquée au niveau du duodénum, du côlon et sur
certains points de l'intestin grêle ; du côté des reins, de
petites hémorrhagies au-dessous de la capsule et une teinte
noirâtre, principalement à la périphérie ; enfin, du côté du
système nerveux, une congestion s'étendant du bulbe à la
protubérance et à la base du cerveau, et parfois une inflammation de la pie-mère en ces points.

AZOTATE D'ARGENT. — L'azotate d'argent a été injecté
dans les veines en solution aqueuse, à dose totale variant
entre $0^{gr},036$ et $0^{gr},074$, et par kilogramme du poids de
l'animal, entre $0^{gr},002$ et $0^{gr},004$. A la dose de $0^{gr},002$
par kilogramme du poids de l'animal, les troubles disparaissent après vingt-quatre heures ou quarante-huit heures
d'affaissement et de gêne de la respiration ; à la dose de
$0^{gr},0028$, la mort est constante et rapide.

Parmi les symptômes observés, nous noterons seulement:
1° la gêne considérable de la respiration, qui est saccadée,
abdominale, et dont la fréquence devient extrême et peut
atteindre 78 et 80 par minute ; 2° le peu d'influence de
l'azotate d'argent sur la température ; 3° la chute du pouls
à dose thérapeutique et la conservation de l'intelligence.

A l'*autopsie*, on trouve : 1° une congestion pulmonaire intense, avec marbrures d'un aspect spécial, mal limitées, à teintes décroissantes, renfermant une grande quantité de globules d'air, qui persillent le petit épanchement sanguin sous-pleurétique ou parenchymateux ; un exsudat gélatineux interpleurétique accompagnait les lésions précédentes, dans un cas où l'animal avait reçu deux injections d'azotate d'argent, à quatre jours d'intervalle ; 2° une congestion bronchique, avec hypersécrétion de mucus et de liquide sanguinolent et spumeux dans les bronches de tout calibre; 3° une légère endocardite du ventricule gauche ; 4° de la congestion et de l'inflammation du foie, du tube digestif et des reins ; 5° une congestion assez intense des enveloppes et des diverses parties de l'encéphale.

Recherches expérimentales et cliniques sur quelques médicaments considérés comme diurétiques et purgatifs.

----

a) RECHERCHES SUR L'ACTION PHYSIOLOGIQUE DU NITRATE DE POTASSE ET SUR LE MÉCANISME DE CETTE ACTION. (*Compt. rend. de la Soc. de Biol.* Séance du 29 janv. 1887.)

Nos expériences, au nombre de plus de quarante, ont porté sur l'homme et sur le chien. Les résultats obtenus sont différents suivant que nous avons employé le nitre à dose faible ou à dose élevée. Nous n'étudierons dans la présente Note que l'action de ce sel administré à faible dose.

Dans ce cas, le nitrate de potasse a été donné à des doses variant entre 2 et 12 gram. chez l'homme et 2 et 5 gram. chez le chien. Nous le dissolvions dans une quantité d'eau ne dépassant pas 120 gram., et, lorsque la quantité du sel atteignait 5 gram., nous l'administrions en plusieurs fois dans la journée, afin d'éviter les vomissements qui se produisent lorsque la dose ingérée en une seule fois est trop élevée.

Nous avons toujours pris la voie stomacale comme voie d'introduction.

Aux doses et dans les conditions que nous venons d'indiquer, nous n'avons constaté qu'une augmentation dans la quantité d'urine émise et une légère accélération dans la fréquence des pulsations cardiaques, sans modifications marquées de la tension artérielle ; les autres organes sont restés muets.

L'action diurétique du nitrate de potasse porte exclusivement sur l'eau de l'urine, dont la quantité émise par vingt-quatre heures est augmentée dans des limites qui varient entre 300 et 500 gram., rarement plus; l'urée et l'acide urique ne sont pas modifiés.

A dose faible, l'action du nitre se résume donc en une action diurétique. Ce premier point posé, nous nous sommes demandé par quel mécanisme cette substance provoquait la diurèse.

Lorsque, pendant le temps de l'action diurétique de nitrate de potasse, c'est-à-dire une heure environ après l'ingestion, on sacrifie un chien auquel on a administré une certaine quantité de ce sel, 5 gram. par exemple, on ne constate aucune altération d'aucun organe, excepté des reins, qui sont plus volumineux et plus pesants qu'à l'état normal, et qui, loin d'être congestionnés, offrent une coloration pâle et sont remplis d'eau.

Ce n'est donc pas par une action irritative sur le filtre rénal que le nitrate de potasse produit la diurèse. Celle-ci ne peut être attribuée davantage à une action sur le système nerveux, lequel reste absolument muet pendant la vie et n'offre aucune altération après la mort. Ce n'est pas non plus à la légère augmentation du nombre des pulsations cardiaques qu'est due cette diurèse, la tension artérielle n'étant pas augmentée.

C'est donc ailleurs qu'il faut chercher le mécanisme de l'action diurétique du nitre; à dose diurétique, on voit se produire, au bout de 10 à 30 minutes, les modifications suivantes : les hématies, du moins la plupart d'entre elles, diminuent de volume, se crénèlent ou plus rarement se résolvent en granulations à contours irréguliers; puis peu à peu elles reprennent leur volume et leur forme, et au bout de 50 à 80 minutes environ tout est rentré dans l'ordre. Lorsque, dans le courant de la journée, on administre au même individu une nouvelle et même dose de nitrate de potasse, les mêmes phénomènes se produisent dans les mêmes conditions. Pas de doute donc : le nitrate de potasse a une action évidente sur les hématies, qu'il ratatine et dont il exprime l'eau. Or trois ordres de faits indiquent que cette altération des globules sanguins est en rapport avec l'action diurétique du nitre :

En premier lieu, nos recherches, d'accord en cela avec celles de la généralité des auteurs, démontrent que cette action est passagère et se produit de une à deux heures après l'administration.

En second lieu, si, chez un chien auquel on a pratiqué une fistule de l'uretère, on examine en même temps le sang et l'élimination de l'urine, on voit se produire les phénomènes suivants : Un quart d'heure après l'ingestion du nitre, les globules se crénèlent et en même temps le nombre des gouttes d'urine qui s'écoulent de la canule introduite dans l'uretère est porté à 40 ou 50 par minute, de 5 à 7 qu'il était avant la prise. Tant que la crénelure persiste, la quantité d'urine rendue est plus considérable, et elle va diminuant au fur et à mesure que les hématies reviennent à leur forme ordinaire ; il y a donc relation de temps entre ces deux effets : crénelure des hématies ou fluidification du sang et augmentation de l'urine.

En troisième lieu enfin, si, en même temps que le nitrate de potasse, on administre une substance qui annihile l'action de ce sel sur le globule sanguin, l'eau par exemple, qui augmente au contraire le volume des hématies, on n'obtient plus de diurèse, la quantité de l'urine n'étant augmentée que relativement à la quantité d'eau ingérée. (Voir à ce sujet Mairet, *Montpellier médical*, 1879.)

Ces trois ordres de faits nous paraissent démontrer d'une manière absolument certaine qu'il n'y a pas seulement relation de temps entre la crénelure des hématies et la diurèse, mais bien relation de cause à effet, et nous nous croyons autorisés à dire que le nitre produit la diurèse par une action directe sur le sang ; il exprime l'eau contenue dans le globule sanguin et rend libre ainsi une plus grande quantité d'eau susceptible de traverser le filtre rénal.

———

b) Recherches sur l'action physiologique du Nitrate de Potasse et sur le mécanisme de cette action. (*Compt. rend. de la Soc. de Biol.* Séance du 5 février 1887.)

Dans une précédente communication (séance du 29 janvier 1887), nous avons étudié l'action du nitrate de potasse à faible dose ; nous voudrions aujourd'hui rechercher l'action de cette substance administrée à haute dose.

Dans ce dernier cas, nous avons toujours donné le nitre à doses fractionnées de demi-heure en demi-heure. La quantité totale de sel ingéré a varié entre 15 et 45 gram., et par kilogramme du poids du corps entre $1^{gr},30$ et $2^{gr},75$; nous le dissolvions dans vingt-cinq fois son poids d'eau.

Après les premières prises, la diurèse se produit encore ;
mais lorsque les doses s'ajoutent, on constate au contraire
de l'anurie, et en même temps apparaissent les troubles suivants : abaissement de la température, qui peut chuter de
3°, et de la respiration, qui peut descendre de 19 à 7 par
minute ; contractions cardiaques incomplètes et peu énergiques ; pouls petit, filiforme, augmenté et parfois doublé
de fréquence, diminution de la tension artérielle ; affaissement, mais liberté des mouvements et de l'intelligence,
et conservation des sens, sauf un léger émoussement de la
sensibilité cutanée; salivation, gargouillements intestinaux,
puis diarrhée et enfin vomissements passagers se produisant après les dernières prises et provoquées par celles-ci.

Lorsque la dose ne dépasse pas $2^{gr},50$ par kilogramme
du poids, malgré la gravité des symptômes, l'animal peut
encore revenir à lui ; la température se relève, les déféca-
tions diarrhéiques se produisent, les divers phénomènes
s'amendent, et au bout de quelques heures tout rentre dans
l'ordre. Mais, lorsque la dose dépasse $2^{gr},50$, la mort s'en-
suit et se produit brusquement dans le refroidissement et
par arrêt de la contraction cardiaque.

A l'*autopsie*, faite quelques heures après la mort, on
trouve :

1° Dans tout le système veineux et dans le cœur droit
de gros et longs caillots noirs, remplissant le calibre des
vaisseaux, et dans le système artériel un sang poisseux
et peu fluide ; ce sont là les altérations les plus saillantes ;

2° Une congestion passive des reins, du foie, de l'encéphale et du poumon ;

3° Des phénomènes irritatifs au niveau de l'estomac, du duodénum et en certains points du poumon, où se trouvent des hémorrhagies punctiformes ou en nappe.

En un mot, sous l'influence du nitrate de potasse administré à haute dose, il se produit des troubles gastro-intestinaux : vomissements, diarrhée, etc., et des phénomènes de contre-stimulisme : abaissement de la température, dépression du pouls et augmentation de sa fréquence, diminution du nombre des respirations.

Les troubles gastro-intestinaux s'expliquent par les lésions irritatives trouvées à l'autopsie du côté du tube digestif. Quant aux phénomènes de contre-stimulisme, leur antériorité et leur prédominance ne peuvent pas permettre de les subordonner aux troubles gastro-intestinaux, et leur cause doit être recherchée ailleurs. Or, ni les troubles nerveux observés pendant la vie ni les lésions constatées après la mort n'autorisent à les rattacher au système nerveux, ni même à attribuer à ce système un rôle important dans leur production. Les différentes lésions trouvées dans les autres organes n'en rendent pas davantage compte, et nous croyons que c'est du côté du sang qu'il faut rechercher l'explication de l'action contre-stimulante du nitre.

En effet, si pendant la durée de l'intoxication par le nitre on examine le sang de l'animal, on trouve d'abord, pendant le temps que dure la diurèse, les phénomènes indiqués à propos des faibles doses ; puis, plus tard, les doses augmentant, on voit les hématies toutes crénelées, les unes encore grosses, même plus grosses qu'à l'état physiologique, avec de nombreuses granulations, les autres très petites se résolvant en une multitude de granulations isolées ; puis, plus tard encore, le sang devient poisseux, et, lorsqu'on ouvre une veine, il sort en bavant, se coagule immédiatement, et bientôt le vaisseau ne donne plus de sang ; enfin, à l'autopsie, le système veineux est rempli de longs caillots noirâtres. L'atteinte portée au sang par le nitre suit ainsi une marche progressive et parallèle aux phénomènes de contre-stimulisme. Un semblable parallélisme ne peut s'expliquer que par un rapport de cause à effet. Par les altérations qu'il produit du côté du sang, le nitre diminue les échanges nutritifs, produit des stases sanguines au niveau des différents organes, et rend compte ainsi des effets de contre-stimulisme observés et des lésions constatées à l'autopsie du côté du cœur, du rein, de l'encéphale et du poumon.

En résumé donc, que l'on considère les phénomènes de diurèse produits par le nitrate de potasse à faible dose, ou ceux de contre-stimulisme qu'il provoque à haute dose, ce sel reste un agent qui porte primitivement et tout spécialement son action sur le sang, et c'est dans les modifications produites dans ce tissu qu'il faut rechercher le mécanisme de l'action du nitrate de potasse.

Ces données physiologiques nous paraissent préciser les indications thérapeutiques du nitre et donner la clef des divergences qui existent parmi les auteurs dans l'emploi de cette substance administrée comme diurétique.

Nous ne pouvons qu'indiquer ici ces déductions thérapeutiques, sans y insister davantage.

c) RECHERCHES SUR LA TOXICITÉ DE LA COLCHICINE. (*Compt. rend. de l'Acad. des Sc.* Séance du 14 février 1887.)

Dans le but de rechercher le mécanisme de l'action physiologique de la colchicine et, par suite, de préciser l'emploi thérapeutique de cette substance, nous avons repris dans son ensemble l'étude physiologique de ce corps, étude qui, dans l'état actuel de la Science, offre encore de nombreux désidérata. Dans la présente Note, nous étudierons la colchicine prise à dose toxique.

Nos recherches ont porté sur cinq chiens et deux chats, auxquels on administrait la colchicine par les voies hypodermique et stomacale. Disons immédiatement que le degré de résistance a été le même pour ces deux espèces d'animaux, et que les phénomènes observés, à part leur rapidité d'apparition, ont été analogues quelle que fût la voie d'entrée ; la dose seule devait varier pour les produire.

Par la *voie hypodermique*, la dose toxique maxima est de $0^{gr},000571$ par kilogramme du poids du corps ; les symptômes observés alors sont les suivants : dans les deux premières heures, excitation, inquiétude, bâillements, étouffement, halètement, sècheresse des muqueuses, dilatation pupillaire, chute de la fréquence du pouls, qui peut baisser d'un tiers, chute de la température de près de 1°.

De deux à quatre heures après, apparition des phéno-mènes gastro-intestinaux, d'autant plus rapide que la dose est plus élevée : salivation, nausées, vomissements alimentaires, puis spumeux ou sanguinolents, ténesme rectal, fèces sanguinolentes, dures ou liquides suivant l'état de réplétion antérieure du tube digestif ; les flancs de l'animal se creusent ; pollakiurie, urines pâles et abondantes, dépression intellectuelle et fatigue physique, respiration difficile, pouls plus fréquent, refroidissement notable des extrémités ; les déjections diarrhéiques se rapprochent.

De quatre à huit heures après, les phénomènes gastriques et intestinaux dominent toujours : vomissements spumeux, diarrhée sanguinolente (râclures de boyaux), épreintes intenses, coliques, gargouillement intestinal, douleur abdominale à la pression, salivation ; peu ou plus d'urine, dépression considérable, frissons cutanés, refroidissement.

De quinze à dix-huit heures après, résolution complète, respiration faible et ralentie, urines sanguinolentes ; déjections intestinales composées de râclures de boyaux, de lambeaux de muqueuse, striées de sang ou de bile ; ténesme. Refroidissement de plus en plus considérable, et, de quinze à quarante heures après, mort.

Par *ingestions stomacales*, entre $0^{gr},0008$ et $0^{gr},0011$ par kilogramme du poids du corps, des phénomènes très graves se produisent déjà : hématurie, méléna, selles noires et fétides, abaissement de la température ($0°,51$), respiration oppressée, diminuée de fréquence ; pouls fréquent, petit et filiforme ; superpurgations ; mais l'animal ne meurt pas. Pendant trois ou quatre jours après l'administration, on retrouve encore du sang dans les fèces, l'animal maigrit, ne mange pas ou vomit s'il mange ; puis peu à peu ces phénomènes s'atténuent, et au bout de sept à huit jours il est revenu à la normale.

A la dose de $0^{gr},125$ par kilogramme d'animal, la mort survient dans les quarante-huit heures, après un tableau symptomatique identique à celui que nous avons indiqué pour les injections hypodermiques : une seule différence, les phénomènes toxiques et les troubles gastro-intestinaux sont plus tardifs, ils ne commencent que douze ou quinze heures après la prise.

A l'*autopsie* (peu importe la voie d'entrée), on constate les phénomènes suivants : inflammations et hémorrhagies stomacales, congestion violente et hémorrhagie par points et par plaques sur l'intestin, avec maximum sur le duodénum, le pylore, au niveau de la valvule iléo-cœcale, et sur le rectum ; le contenu de l'intestin est jaunâtre, gluant; foie uniformément congestionné ; vésicule biliaire gonflée ; suffusion sous la capsule splénique; reins enflammés dans les deux substances ; hémorrhagies sous-endocardiques et œdème des valvules sigmoïdes; congestion et hémorrhagies pulmonaires sous-pleurales et parenchymateuses; congestion généralisée de l'encéphale et de la moelle dans leur enveloppe et leur substance propre, pouvant aller jusqu'à la suffusion; hémorrhagies punctiformes dans la substance grise ou renflement lombaire; congestion des os au niveau des épiphyses; congestion de la moelle osseuse.

Désirant nous rendre compte des phénomènes auxquels donne lieu l'intoxication lente, et dans le but de savoir si la colchicine s'accumule dans l'économie, nous avons soumis un animal à des injections sous-cutanées quotidiennes de cette substance à une dose bien inférieure aux doses toxiques, et qui même, nous l'établirons dans une autre Note, atteint à peine la dose purgative. Nous donnions chaque jour $0^{gr}.00016$ par kilogramme d'animal et nous

observions : le premier jour, pollakiurie, dépression, halètement, salivation, fèces non diarrhéiques ; le deuxième,
nausées, anurie et les mêmes phénomènes, mais plus
accentués que la veille ; le troisième, affaissement physique et intellectuel ; le quatrième, nausées, fèces molles et
diarrhée aqueuse avec râclures de boyaux ; le cinquième,
même état, auquel s'ajoutent du ténesme, de l'hématurie,
du méléna ; refroidissement et mort.

En résumé :

1° Le tableau symptomatique et les résultats microsco-
piques prouvent que la colchicine se comporte comme un
poison irritant pouvant porter son action du côté de tous
les organes, mais avec prédominance, toutefois, du côté
du tube digestif et des reins.

2° La dose toxique minima de la colchicine chez le chien
et chez le chat est variable, suivant que l'on introduit
cette substance par la voie hypodermique ou par la voie
gastrique. Dans le premier cas, cette dose est de $0^{gr},000571$;
dans le second, de $0^{gr}.00125$ par kilogramme du corps.

3° L'action toxique de la colchicine se produit plus rapidement par la voie hypodermique que par la voie stomacale.

4° La colchicine s'élimine par divers émonctoires et en
particulier par les urines ; mais cette élimination est lente et
des doses non toxiques et relativement faibles ($0^{gr},00016$
par kilogramme du poids du corps) peuvent amener la
mort dans l'espace de cinq jours.

5° La colchicine congestionne les extrémités articulaires
et la moelle osseuse.

d) Recherches sur le mode d'action de la Colchicine prise a dose thérapeutique et sur le mécanisme de cette action. (*Compt. rend. de l'Ac. des Sc.* Séance du 21 février 1887.)

Nos expériences ont porté sur 8 hommes, 3 chiens, 1 chat.

Nos recherches sur les animaux ont eu pour but de déterminer les effets thérapeutiques de la colchicine et les doses nécessaires pour les produire. Pour cela, connaissant la dose toxique de cette substance (*Comptes rendus*, 14 février 1887), nous avons administré celle-ci par les voies gastrique et sous-cutanée, à des doses moindres et progressivement décroissantes.

Par l'*ingestion stomacale*, à la dose de $0^{gr},000476$ par kilogramme du poids du corps, on note : affaissement, diminution de la température et de la fréquence de la respiration, salivation, polyurie, et, quinze à seize heures après, diminution au contraire de la diurèse et diarrhée jaune, légèrement sanguinolente, avec lambeaux de muqueuse, pouvant persister cinq à six jours.

A la dose de $0^{gr},00025$ par kilogramme, à part un peu de tristesse et d'affaissement, l'action de la colchicine se limite à la production de selles de plus en plus molles, puis diarrhéiques, apparaissant de quinze à seize heures après la prise et pouvant durer vingt-quatre ou trente-six heures.

A $0^{gr},00020$ par kilogramme et au-dessous, on ne constate plus de diarrhée, mais seulement de la polyurie.

Par la voie stomacale, les effets de la colchicine administrée à la dose thérapeutique se limitent donc, suivant les doses, à des effets purgatifs (0^{gr},00025 par kilogramme), ou diurétiques (0^{gr},00020 et au-dessous) ; à doses plus élevées, superpurgation.

Par la *voie hypodermique*, les effets sont les mêmes que précédemment; seulement, comme pour les effets toxiques, la quantité de colchicine injectée doit être moindre ; la dose diurétique est de 0^{gr},00015, la dose purgative de 0^{gr},00020. A 0^{gr},00035 on obtient déjà des phénomènes de superpurgation plus marqués qu'à la dose de 0^{gr},000476 par ingestion stomacale ; on note même, dans ce cas, des vomissements spumeux et sanguinolents. Autre différence: les effets purgatifs se produisent plus rapidement par la voie souscutanée que par la voie gastrique ; ils apparaissent six à neuf heures après l'injection.

Pour nous rendre compte du mécanisme de l'action thérapeutique de la colchicine, nous avons injecté à un chat 0^{gr},00015 par kilogramme, et nous l'avons sacrifié dès l'apparition des effets purgatifs. Les seules lésions trouvés à l'autopsie ont été des phénomènes irritatifs localisés au tiers supérieur de l'intestin grêle et aux reins, de la congestion du foie, des têtes articulaires et de la moelle osseuse. C'est donc par une action irritante que la colchicine produit ses effets thérapeutiques.

Ces premiers points établis, nous avons administré la colchicine à l'homme sain, en commençant par des doses faibles et en augmentant jusqu'à la purgation.

A la dose totale 0^{gr},002 à 0^{gr},003, c'est-à-dire de 0^{gr},000035 à 0^{gr},000044 par kilogramme du poids du corps, on constate les symptômes suivants: légère céphalalgie, fatigue musculaire, lourdeur au niveau des articulations, douleurs stomacales, gargouillement intestinal; pas de modifications ou bien élévation légère et passagère de la température et de la respiration ; pouls dans les premières heures plus fréquent et plus plein; soif augmentée, mais non satisfaite ; augmentation de la quantité des urines (de 300 gram. à 550 gram. dans les vingt-quatre heures), surtout marquée dans les premières heures; diminution de la densité de l'urine, peu ou pas de variations dans la quantité de l'urée, légère augmentation de l'acide urique, mais dans des proportions trop faibles pour être calculée.

A la dose de $0^{gr},005$, soit par kilogramme du poids du corps de $0^{gr},00007$ et $0^{gr},000083$, suivant les individus, apparaissent en outre, au bout de quatre à cinq heures, des selles molles, puis diarrhéiques quatorze ou quinze heures après l'administration, jaunes, aqueuses, plus ou moins fréquentes (trois à douze) ; l'urine est augmentée pendant deux ou trois jours, l'excrétion urinaire reste diminuée.

Chez l'homme donc, la colchicine administrée à dose thérapeutique a la même action diurétique ou purgative que chez les animaux. Seulement l'homme est plus sensible à cette action, il faut chez lui trois fois moins environ de colchicine pour produire les mêmes effets. La dose totale de $0^{gr},005$ a toujours suffi pour amener une purgation ordinaire.

Mais nos recherches sur l'homme sain mettent en relief deux faits intéressants : l'augmentation de l'acide urique et la lourdeur au niveau des articulations.

Pour préciser l'influence de la colchicine sur l'excrétion de l'acide urique, nous avons, chez deux individus arthritiques, en dehors de tout accès, recueilli et dosé pendant six jours consécutifs l'urine rendue, puis nous leur avons donné une dose purgative de 0^{gr},005 de colchicine. Nos deux observations étant concordantes, nous rapportons seulement l'une d'elles, en ajoutant que nous n'avons tenu compte que de l'acide urique dissous, l'acide urique spontanément déposé ayant été augmenté d'une façon très apparente.

Par 24 HEURES	EAU	DENSITÉ	URÉE		ACIDE URIQUE	
			p. %	totale	p %	total
Avant la prise	1500	1020	13	19,5	0^{gr},0686	1,029
Après la prise	1200	1024	11,3	13,6	0^{gr},134	1,608

Quant à la lourdeur au niveau des articulations et des membres, elle nous paraît s'expliquer par les phénomènes congestifs constatés chez les animaux du côté de la moelle osseuse et des surfaces articulaires.

En résumé, à dose thérapeutique : 1° La colchicine agit suivant la dose, soit comme diurétique, soit comme purgatif, et cela par suite d'une action congestive et irritative sur les reins et le tube digestif.

2° Les effets thérapeutiques sont les mêmes, que l'on introduise cette substance par la voie sous-cutanée ou la voie stomacale; mais les effets sont plus rapides par la première et la dose nécessaire pour les produire doit être moindre.

L'homme est trois fois plus sensible que le chien et le

chat à l'action de la colchicine ; on peut fixer chez lui à 2 milligr. ou 3 milligr. la dose totale pour amener la diurèse, et à 5 milligr. la dose purgative.

La colchicine augmente l'excrétion de l'acide urique, et produit du côté des surfaces articulaires et de la moelle osseuse des congestions donnant lieu à deux ordres d'effets intéressants à rapprocher des effets purgatifs pour rendre compte du mécanisme de l'action de cette substance dans certaines maladies, la goutte en particulier. Elle diminue la quantité d'acide urique contenue dans le sang et produit une irritation substitutive au niveau des surfaces articulaires, mais son accumulation dans l'économie et sa grande toxicité doivent rendre prudent dans son emploi.

Recherches expérimentales sur une substance, le Strophanthus Hispidus, considérée comme médicament cardio-vasculaire.

RECHERCHES SUR L'ACTION PHYSIOLOGIQUE DU STROPHANTHUS HISPIDUS OU INÉE. (*Compt. rend. de la Soc. de Biol.* Octobre 1887.)

Possédant, par l'intermédiaire de médecins de la marine, environ 50 gram. de graines d'Inée arrivées à entière maturité, nous avons préparé deux extraits, l'un alcoolique, l'autre aqueux.

Ces deux extraits, nous les avons expérimentés sur l'homme sain et sur les animaux, et dans les deux cas par la voie hypodermique et par la voie stomacale. A dose égale, à part quelques différences suivant la voie d'introduction, ils nous ont donné des résultats identiques, peu importe la nature de l'animal, chien, chat ou cobaye.

Dans la présente Note, nous indiquerons seulement les effets produits par le Strophanthus administré à dose toxique, mortelle ou non, et c'est à nos expériences par la voie hypodermique que nous demanderons l'exposé des résultats obtenus.

A. — A *dose mortelle*, c'est-à-dire au dessus de $0^{gr},0006$ par kilogramme du poids du corps, nous avons obtenu du côté des différents systèmes les phénomènes suivants:

a.) *Système circulatoire*. — Augmentation de la pression sanguine de 2 à 3 centim. de mercure pendant les dix à trente minutes qui suivent l'injection, puis diminution, jusqu'à 9 centim. par exemple, quelques minutes avant la mort. Diminution progressive de l'amplitude de la pulsation artérielle depuis les débuts jusqu'à l'agonie, où le tracé n'est plus qu'une ligne droite. Variabilité considérable de la fréquence, qui peut tantôt être augmentée, parfois du double et plus, tantôt diminuée d'un cinquième ; en outre, variabilité considérable dans cette fréquence d'un moment à l'autre chez le même animal.

b.) *Respiration*. — La fréquence tantôt oscille autour de la normale, tantôt augmente progressivement et considérablement, pour diminuer quelques moments avant la mort sans revenir à la normale. Dès le début, mais surtout lorsque l'intoxication s'affirme, difficulté de la respiration qui devient oppressée, suspirieuse, haletante. Amplitude de la respiration également variable : parfois exagérée au début, elle devient ensuite plus petite et les tracés montrent des plateaux indifféremment à l'expiration ou à l'inspiration ; d'autres fois elle est initialement moins ample.

c.) *Température*. — Baisse progressive de quelques dixièmes à un degré.

d.) *Appareil digestif*. — A peu près constamment, de quarante minutes à une heure après l'administration, vomissements spumeux ou bilieux, quelquefois teintés de sang ; parfois aussi fèces bilieuses.

e.) *Sécrétions*. — Dès le début, salivation abondante, parfois déglutie, durant plus d'une heure ; assez souvent larmoiement.

Urines rares, troubles, visqueuses, brunes, contenant un peu d'albumine, des acides biliaires en quantité, laissant voir au microscope des globules sanguins plus ou moins altérés, et donnant le plus souvent la réaction de la strophanthine de Helbing (perchlorure de fer et acide sulfurique); sueurs sous les pattes à la période agonique.

f.) *Système nerveux.*— Intelligence toujours nette ; mais dès le début, anxiété, agitation, gémissements comme si l'animal souffrait ; plus tard, prostration, somnolence même. La sensibilité cutanée, conservée au début, obtuse plus tard, est en rapport avec l'état psychique ; sens spéciaux intacts, affaiblis à la fin, jamais pervertis.

g.) *Système musculaire* peu influencé ; contraction pupillaire du début suivie de dilatation, peu intense, du reste; hyperexcitabilité musculaire à la percussion à travers la peau ; pas d'excitabilité des muscles mis à nu ; besoin de mouvement au début, puis lassitude extrême, incoordination des mouvements d'équilibre; chez un chien choréique, les mouvements involontaires se suspendent peu après le début de l'expérience.

Le moment d'apparition des phénomènes toxiques est variable, et, à en juger par les symptômes cardinaux, sans rapport avec la dose. La mort survient rapidement par asphyxie dans les deux heures; mais ici encore il n'y a pas de relation entre la rapidité de la mort et la dose injectée.

Lorsqu'on procède à une intoxication lente, à raison de $0^{gr},0004$ par kilogr. et par jour, on obtient la mort de l'ani-

mal en trois jours ; les forces s'affaiblissent progressivement, les nausées fréquentes empêchent l'alimentation, et
on constate une conjonctivite purulente.

A l'*autopsie* de 13 animaux, nous avons constaté dans
les lésions produites une gradation en rapport avec la dose.

Cavité thoracique. — a.) *Cœur* : Ventricule gauche en
systole, ventricule droit et oreillettes en demi-systole avec
sang ou caillots noirs dans leur cavité ; sous l'endocarde
ventriculaire, dans l'épaisseur des valvules mêmes, suffusions et hémorrhagies constantes, mais de dimensions et
de siège variables; péricarde intact. Poumons: hémorrhagies
diffuses sous la plèvre viscérale et dans le parenchyme.

b.) *Cavité abdominale* : Rougeur diffuse de la muqueuse
stomacale au niveau de la courbure; intestin émaillé, surtout
au niveau du duodénum et parfois du rectum, d'hémorrhagies punctiformes formant dans certains cas des nappes
d'un rouge foncé. Foie congestionné, marbré extérieure-
ment de suffusions. Vésicule biliaire gonflée d'une bile
jaunâtre qui s'épanche du reste dans le duodénum. Rate le
plus souvent normale, portant parfois sous la capsule les
mêmes points hémorrhagiques et dans son tissu des points
ramollis à auréole rouge. Reins toujours violemment irrités,
tantôt dans la zone intermédiaire, tantôt dans la couche
corticale, toujours et avec une intensité considérable sur le
sommet des pyramides. Vessie fréquemment boursouflée,
œdémateuse, avec de nombreuses suffusions sanguines
sous la muqueuse.

c.) *Cavité crânienne* : Congestion, parfois suffusions sur

les méninges externes et internes; au bulbe, sur le plancher du quatrième ventricule et tout le long de la substance grise de la moelle, on retrouve constamment une arborisation sanguine ou des dilatations vasculaires de faible volume, sans élection de siège.

B. — *A dose toxique non mortelle*, c'est-à-dire entre $0^{gr},00015$ et $0^{gr},0006$ par kilogr. du poids du corps, les phénomènes obtenus sont les mêmes que ceux produits par une dose mortelle; seule la température, qui diminuait constamment à dose mortelle, est tantôt élevée de quelques dixièmes de degré, tantôt diminuée et tombe alors en une heure de deux degrés et demi. En outre, tandis qu'à dose mortelle les troubles vont s'aggravant jusqu'à la mort, à dose non mortelle, au bout de deux heures, les nausées et les vomissements cessent, la respiration diminue légèrement de fréquence, tout en restant faible; le pouls, petit, reste fréquent encore pendant trois à quatre heures ; puis la respiration et la température reviennent lentement à la normale dans les vingt-quatre heures ; il ne reste plus alors qu'un peu d'abattement et de la perte d'appétit.

Par la *voie stomacale*, malgré l'élévation considérable des doses, qui ont été dix, vingt, trente et cinquante fois même supérieures à la dose toxique par voie hypodermique, nous n'avons obtenu qu'un décès chez un chat auquel nous avions administré $0^{gr},016$ de strophanthus par kilogramme du poids de son corps. La moindre activité de cette substance par voie stomacale tient à deux causes : l'intolérance du tube digestif et la nature de l'extrait ; c'est en effet seulement quand l'animal ne vomit pas qu'il meurt, et c'est le seul extrait aqueux qui est supporté. A part ce fait, les effets produits par la voie stomacale sont identiques à ceux qu'on obtient par la voie hypodermique, seulement ils ne se montrent que tardivement, une heure et plus après la prise.

En résumé, si nous envisageons dans leur ensemble les effets toxiques du strophanthus, nous voyons que cette substance fait sentir son action sur tous les appareils, avec prédominance toutefois sur certains d'entre eux, le système nerveux et le système musculaire étant beaucoup moins atteints proportionnellement que la respiration, le cœur, le tube digestif par exemple.

Si nous comparons entre eux les effets produits suivant les systèmes, nous trouvons dans certains cas une désharmonie notable. Ainsi, il n'y a aucun rapport entre la fréquence du pouls et l'accélération de la respiration ; il n'en existe pas davantage entre la gêne respiratoire et les symptômes cardiaques. Cette désharmonie existe lorsqu'on étudie les divers éléments d'un même système. Ainsi, fait qui est à l'encontre des données physiologiques, tandis que la pression sanguine est augmentée, la fréquence du pouls est, elle aussi, augmentée et l'amplitude du pouls diminuée; ainsi encore, il n'y a pas de relation entre la fréquence de la respiration et les autres caractères de cette dernière.

De plus, suivant les animaux, la dose restant la même, il y a pour un même élément des expressions symptomatiques qui peuvent être absolument opposées : ainsi, on peut voir ici le pouls et la respiration augmenter, là au contraire diminuer. Enfin, pour un même animal, les modifications de tel ou tel élément circulatoire ou respiratoire peuvent varier d'un moment à l'autre.

Il existe donc une grande désharmonie dans le complexus symptomatique produit par le strophanthus, désharmonie qui déroute au premier abord l'expérimentateur. Cependant on retrouve dans l'action toxique de cette substance des effets constants : vomissements, augmentation passagère au début de la pression sanguine, petitesse de l'amplitude des pulsations artérielles, gêne de plus en plus considérable de la respiration, l'animal mourant par asphyxie ; urines rares et sanguinolentes, excitation, puis dépression du système nerveux central et du système musculaire.

Mais, s'il existe une désharmonie entre les symptômes, les lésions trouvées à l'autopsie sont toujours de même nature et consistent en : congestion, suffusions hémorrhagiques, irritation plus ou moins violente portant sur tous les systèmes, avec quelques préférences toutefois. Ces lésions sont plus ou moins étendues et, au point de vue de leur prédilection pour les organes, ceux-ci peuvent être classés dans l'ordre suivant : reins, tube digestif, poumons, cœur, système nerveux et système musculaire.

Recherches sur l'action physiologique du Strophanthus et sur le mécanisme de cette action. (*Compt. rend. de la Soc. de Biol.* Séance du 5 novembre 1887.)

Dans une précédente Note, nous avons étudié les effets physiologiques du strophanthus administré à dose toxique,

Nous nous proposons d'étudier actuellement l'action de cette substance administrée à doses thérapeutiques et de rechercher le mécanisme de son action.

Effets du strophanthus administré a dose théra-peutique. — Nous avons expérimenté sur l'homme sain et sur les animaux.

A. Chez les *animaux*, nous avons toujours introduit le médicament par la voie hypodermique ; les doses employées ont varié entre $0^{gr},000083$ et $0^{gr},00016$ par kilogramme du poids du corps. A ces doses, nous avons obtenu les phénomènes suivants du côté des différents systèmes :

a.) *Système circulatoire*. — Cinq minutes après l'injection, augmentation de la pression sanguine de 2 centim. environ de mercure, puis diminution progressive de cette pression et retour à la normale en une ou deux heures. Diminution, dans les premiers moments, de l'amplitude des pulsations et retour à la normale en une heure trois quarts. Fréquence du pouls, oscillant généralement autour de la normale ; dans un seul cas, elle augmente du double.

b.) *Système respiratoire*. — Fréquence de la respiration

peu influencée ; le tracé offre des plateaux inspiratoires ; les autres caractères restent normaux.

c.) Rien du côté du *tube digestif*.

d.) *Sécrétions*. — Salivation notable dès le début, augmentation du mucus nasal, larmoiement. Urines non recueillies; mais à l'autopsie d'un chat sacrifié pendant l'action du strophanthus, on trouve 150 gram. d'urine claire donnant la réaction de la strophanthine.

e.) Intelligence et sensibilité intactes ; pas d'influence sur l'appétit, sur l'état général et sur le système musculaire.

B. Chez l'*homme sain*, nous avons expérimenté sur l'appétit, sur quatre hommes, deux fois par la voie hypodermique, douze fois par la voie stomacale.

Par la *voie hypodermique*, nous avons administré une dose totale de 2 milligr. A cette dose, les effets se sont limités au système circulatoire, à la température et aux sécrétions.

a.) *Circulation*. — Dans un cas, augmentation du nombre des pulsations dans les trois quarts d'heure qui suivent l'injection ; dans un autre cas, diminution puis retour à la normale. Dans les deux cas, le pouls devient plus concentré, moins dépressible, les battements cardiaques sont plus énergiques ; ces modifications sont passagères et durent au maximum une à deux heures ; congestion de la face, picotements dans les yeux, enchifrènement.

b.) *Température*. — Augmentation de quelques dixièmes.

c.) *Sécrétions*. — Salivation ; augmentation des urines

de 335 à 770 gram. par vingt-quatre heures ; la densité et le chiffre de l'urée sont légèrement diminués, ainsi que l'indique le tableau ci-dessous ; mais l'urée totale est faiblement influencée dans l'un ou l'autre sens.

Par *ingestion stomacale*, les effets du strophanthus au-dessous de 3 milligr. sont à peu près nuls ; au-dessus de ce chiffre jusqu'à 4 milligr., chiffre maximum auquel nous avons administré cette substance, les effets se sont limités à la seule diurèse. Lorsque les autres systèmes étaient atteints, les effets étaient très peu marqués, se réalisant cependant toujours dans le sens obtenu par la voie hypodermique.

Nous relatons sous forme de tableau les résultats sur la diurèse obtenus chez deux malades, trois fois avec 4 milligr., une fois avec 3 milligr.

NOMS.	VOIE D'ENTRÉE.	DOSE.	QUANTITÉ		DENSITÉ		URÉE			
							PAR LITRE		TOTALE	
			avant	après	avant	après	avant	après	avant	après
A	Hypodermique.	0.0015	1360	2400	1015	1013	13.22	10.3	21.54	24.72
	Stomacale.....	0.004	Id.	1800	Id.	1017	Id.	15.7	Id.	28.26
	Id.	0.004	Id.	2300	Id.	1013	Id.	9.75	Id.	23.4
B	Hypodermique.	0.002	965	1300	1017	1013	16.7	11.6	16.11	15.08
	Stomacale.....	0.003	Id.	700	Id.	1026	Id.	15.2	Id.	10.64
	Id.	0.004	Id.	1350	Id.	1015	Id.	12.4	Id.	16.74

Dans le jour qui suit l'administration du médicament, les urines sont plus rares, plus chargées en matières excrémentitielles que normalement.

En résumé, à dose thérapeutique, le strophanthus borne généralement ses effets, d'une part, à l'augmentation de la diurèse dans des limites qui peuvent être considérables, et, d'autre part, à une augmentation passagère de la pression sanguine, augmentation qui s'accompagne d'une diminution de l'amplitude des pulsations. Le strophanthus est donc un diurétique ; nos expériences confirment ainsi les résultats obtenus par les cliniciens qui emploient cette substance pour produire la diurèse.

MÉCANISME DE L'ACTION DU STROPHANTHUS. — Jusqu'à présent, expérimentateurs et cliniciens s'accordent à penser que le strophanthus est un médicament cardiaque, et ces derniers admettent que la diurèse qu'il produit est secondaire à son action sur le système circulatoire, appliquant ainsi à la clinique les théories qui règnent actuellement sur le mode d'action physiologique de cette substance. Tous les expérimentateurs pensent, en effet, que le cœur est le siège d'élection du strophanthus, et ils admettent que c'est par ses effets sur ce dernier organe que cette substance tue l'animal. Ils ne diffèrent que sur un point : tandis que les uns veulent que le strophanthus agisse directement sur le muscle cardiaque et tue ce muscle, les autres pensent que l'action de ce poison sur le cœur est consécutive à une impression première sur le système nerveux central ou sur les ganglions intra-cardiaques.

Étudions, à la lumière des faits, ces deux théories, que

nous pouvons désigner sous le nom de théorie musculaire et théorie nerveuse.

1° La théorie musculaire, soutenue en particulier par MM. Carville et Polaillon, repose sur ce fait que, de tous les organes, le cœur serait celui qui meurt le premier sous l'influence du strophanthus, et qu'une fois privé de mouvements spontanés le muscle cardiaque ne réagit plus aux excitations mécaniques ou électriques. Nos expériences ne corroborent en aucune façon cette manière de voir. Dans tous les cas où nos animaux ont succombé, c'est la respiration qui a cessé d'abord : si l'on implante une aiguille dans le cœur, on voit cet organe continuer à battre plus de deux minutes encore après que la respiration a cessé ; ou bien encore si, une fois la respiration arrêtée, on ouvre rapidement la poitrine, on voit battre le cœur. En outre, lorsque le cœur a cessé de battre spontanément, on réveille facilement son excitabilité, soit par des excitations mécaniques, soit par des excitations électriques. Nous ne pouvons donc admettre la théorie musculaire.

2° La théorie nerveuse repose sur des expériences faites par M. Pélikan et par MM. Gley et Lapicque. M. Pélikan admet cette théorie parce que, une fois que le cœur a cessé de battre, l'excitation portée sur le sympathique ou le pneumogastrique en rapport avec les ganglions cardiaques ne produit plus de contractions. MM. Gley et Lapicque rapportent au système bulbo-myélitique les effets observés sous l'influence du strophanthus, parce que ces effets leur paraissent se présenter toujours dans le même ordre : atteinte à la respiration, puis atteinte à la circulation, mort à peu près simultanée du cœur et du poumon. Nos expériences ne nous permettent pas davantage d'accepter cette théorie nerveuse que la théorie musculaire. MM. Gley et Lapicque détruisent d'ailleurs eux-mêmes, ce nous semble, leur interprétation en disant, dans le travail même où ils l'émettent, que, malgré la section de la moelle ou des deux pneumogastriques, le strophanthus amène la mort de la même manière que si cette section n'avait pas été faite, ce qui nous paraît forcément impliquer l'indifférence du pneumogastrique et de la moelle ; du reste, nous avons sectionné, pendant l'action du strophanthus, le pneumogastrique gauche et le nombre des battements cardiaques n'a pas été influencé. Quant à l'opinion de M. Pélikan, la conservation de l'excitabilité du cœur après la cessation des mouvements spontanés de cet organe, comme nous l'avons déjà indiqué, démontre que les ganglions intra-cardiaques ne sont pas paralysés.

Comment donc agit le strophanthus ? Les lésions trouvées à l'autopsie : congestions violentes, inflammations, suffusions sanguines du côté de la plupart des organes, ne laissent aucun doute sur le mode d'action du strophanthus administré à dose toxique. Ce dernier se comporte à la manière des irritants ; cette action irritante peut seule, du reste, rendre compte des discordances qui existent entre les symptômes constatés dans les divers systèmes et même dans un seul système. Symptomatologie et anatomie pathologique s'accordent donc pour démontrer que c'est par son action irritante qu'agit et tue le strophanthus administré à dose toxique.

Est-ce de la même manière qu'agit cette substance administrée à dose thérapeutique ? Cela ne nous paraît pas douteux si nous envisageons la modalité des effets produits et les résultats nécropsiques. Nous retrouvons en effet, entre les divers éléments fonctionnels de la circulation, les mêmes discordances que lorsque cette substance est administrée à dose toxique, et si l'on sacrifie par hémorrhagie, pendant l'action du strophanthus, un animal auquel on a administré une dose thérapeutique de cette substance, on trouve les lésions suivantes : légères suffusions sous l'endocarde du ventricule gauche, suffusions dans le poumon, foie pesant, congestionné, irritation notable des reins, dont la substance intermédiaire est très foncée.

C'est donc aussi par une action irritante qu'agit le strophanthus administré à dose thérapeutique, et c'est à l'irritation rénale qu'il faut évidemment rattacher la diurèse et non à l'augmentation de la pression sanguine. La diurèse peut en effet se produire sans que l'augmentation de la pression sanguine existe, ainsi qu'il arrive chez l'homme sain auquel on administre le strophanthus par la voie stomacale; quand cette augmentation existe, elle est trop fugace pour expliquer par elle-même la diurèse.

Recherches expérimentales et cliniques sur plusieurs substances considérées comme Hypnotiques.

Note sur l'action hypnotique de l'Antipyrine chez les Aliénés. (*Compt. rend. de la Soc. de Biol.* Séance du 26 novembre 1887.)

Depuis plusieurs mois, sous l'influence des recherches faites sur l'antipyrine, nous avons essayé l'emploi de cette substance comme hypnotique dans les insomnies liées aux différentes formes de l'aliénation mentale. Nous avons administré ainsi le médicament à plus de cinquante malades; le plus souvent, chacun d'eux l'a pris pendant plusieurs jours et même pendant plusieurs semaines consécutives.

Au-dessous de 4 gram., administrés dans de l'eau aromatisée en une seule fois, le soir au coucher, nous n'avons obtenu aucun effet bien net. A la dose de 4 gram., que nous avons portée à 5, 6 et même 8 gram., les effets hypnotiques de l'antipyrine ont varié suivant la nature de l'aliénation mentale et peuvent, à cet égard, se résumer ainsi :

Dans la *folie simple*, effets nuls lorsque l'agitation est intense ; effets incertains, inconstants dans le cas où l'agitation est moyennement intense ; parfois cependant, nous avons obtenu un sommeil persistant.

Dans la *démence sénile*, l'antipyrine a toujours échoué.

Dans la *folie alcoolique* liée ou non à une lésion organique, l'antipyrine nous a donné des succès qui, sans être constants, sont cependant assez positifs. Le plus généralement, nous avons obtenu dans ces cas un sommeil de plusieurs heures, parfois de toute la nuit ; très rarement nous avons eu un succès incomplet.

Dans la *paralysie générale* de nature non alcoolique, l'antipyrine a échoué ou n'a produit que des effets incertains.

Dans la *folie épileptique* avec agitation, l'antipyrine administrée à la dose de 4 gram. a produit un sommeil généralement complet, toujours de plusieurs heures de durée.

Cependant, disons-le, dans les cas de cet ordre, le succès est moins sûr qu'avec le mélange de chloral et de digitale que nous employons ordinairement.

Ajoutons, en terminant cette Note, que malgré l'administration prolongée du médicament, qui a été donné parfois pendant quinze jours et même un mois à la dose de 4 gram., nous n'avons produit aucun effet toxique ; deux fois seulement, nous avons eu un vomissement ; malgré cela, l'antipyrine a été continuée sans que cet accident se reproduise. A la dose de 5 à 6 gram., nous avons administré l'antipyrine pendant plusieurs jours consécutifs ; à la dose de 8 gram., pendant deux jours seulement.

Note sur les effets physiologiques du Bromhydrate d'Hyoscine. (*Compt. rend. de la Soc. de Biol.* Séance du 23 avril 1887.)

Nos expériences, au nombre de sept, ont porté sur un singe et un chat. Le bromhydrate d'hyoscine, en solution aqueuse à 1/40, était introduit dans l'économie par la voie hypodermique.

Chez le singe, nous avons fait trois expériences : la première le 21 octobre, la seconde le 25, la troisième le 27.

Dans la première, nous avons injecté 40 milligr., soit $0^{gr},0133$ par kilogramme du poids du corps.

Cinq minutes après, dilatation pupillaire considérable et hallucinations de la vue : l'animal suit des objets imaginaires, veut les saisir ; en même temps, déséquilibre, agitation musculaire, ne peut rester en place. Dix minutes après, augmentation des troubles précédents et agression.

Une heure après, s'ajoutent des mictions répétées. Une heure et demie après, les paupières se ferment, mais se rouvrent aussitôt par suite d'illusions visuelles qui provoquent des actes ou des chutes dus au déséquilibre. Deux heures après, hyperexcitabilité musculaire, diminution des perversions sensorielles, méchanceté. Quatre heures après, tendance au sommeil ; six heures après, sommeil entrecoupé par des réveils très fréquents, et le lendemain affaissement.

Dans la seconde expérience, nous injectons 75 milligr.

4

soit $0^{gr},025$ par kilogramme d'animal; la dilatation pupillaire se produit immédiatement; un quart d'heure après, perversions sensorielles et manque de précision dans les mouvements, mais au lieu d'agitation, tristesse. Une heure et demie après, mêmes phénomènes, avec sentiment de peur et méchanceté. Cinq heures après, affaissement, sommeil entrecoupé par le besoin de mouvement, et, à chaque réveil, l'animal fait toujours le geste de chasser un objet de devant ses yeux. Six heures après, diminution de l'excitabilité, sommeil plus régulier; prend volontiers pour manger, mais délaisse la nourriture pour dormir; peu de troubles musculaires. Sept heures et demie après, bon sommeil, à peine quelques mouvements. Le lendemain, peu d'appétit, fatigue et affaissement.

Dans la troisième expérience, on injecte 1 décigr., soit $0^{gr},033$ par kilogramme d'animal. Un quart d'heure après, excitation, besoin de mouvement, perversions visuelles. Une demi-heure après, affaissement, tendance à la somnolence, mais réveil facile, peu de troubles musculaires. Une heure après, l'animal dort volontiers quand tout est calme; l'excitation musculaire diminue, il est peu précis dans ses mouvements. Trois, quatre, six et sept heures après, l'animal dort tranquillement, le sommeil devenant de plus en plus profond. Le lendemain, l'animal est apathique, sans initiative, les pupilles restent dilatées, et le soir il a une première attaque épileptiforme. Cette attaque doit-elle être rapportée au bromhydrate d'hyoscine? D'autres attaques se sont produites deux mois après; cependant c'était la première que nous observions chez ce singe, et à l'autopsie cet animal, mort tuberculeux, ne présentait du côté de l'encéphale ou des méninges aucune lésion susceptible d'expliquer ces attaques.

Chez le chat, nous avons fait quatre expériences : la première le 19 octobre, la seconde le 22, la troisième le 29, la quatrième le 6 décembre.

Dans la première, nous avons injecté 1 décigr., soit 0^{gr},023 par kilogramme d'animal. A cette dose, nous obtenons les mêmes phénomènes que chez le singe avec 40 milligr., seulement les perversions sensorielles sont plus généralisées et portent sur la vue, l'ouïe et l'olfaction ; l'animal suit des yeux des objets imaginaires, prête l'oreille comme s'il entendait quelque chose, alors qu'il n'y a aucun bruit et court se cacher ; il flaire, inquiet, de ci et de là et se sauve ; la respiration est difficile et fréquente. Le lendemain, les mêmes phénomènes persistent, mais l'animal est affaissé, la pupille dilatée, la respiration fréquente, les lèvres et les dents fuligineuses, les muqueuses sèches ; il y a en outre d'abondantes mictions.

Dans la seconde, avec 2 décigr., soit 0^{gr},046 par kilogramme d'animal, on obtient les mêmes phénomènes qu'avec 1 décigr. chez le singe. Rien ne différencie ces deux expériences que l'exagération du sentiment de peur chez le chat.

Dans la troisième, sept jours après, le chat, qui est revenu lentement à la santé et a encore les pupilles dilatées, reçoit 3 décigr., soit 0^{gr},07 par kilogramme d'animal. Une demi-heure après, il se plaint beaucoup, saute maladroitement, est égaré, craintif ; hyperexcitabilité musculaire ; somnole lorsqu'il est tranquille. Deux heures et demie après, dort, mais se réveille au bruit, peu solide sur ses jambes. Quatre et six heures après, dort bien. Le lendemain, fatigue considérable, assoupissement. L'amaigrissement continue, et trente-cinq jours après il a perdu 1 kilogr. de son poids.

A ce moment, on injecte de nouveau 3 décigr., soit $0^{gr},066$ par kilogramme; l'accentuation de la détérioration physique est rapide : en quelques jours l'animal maigrit beaucoup, est atteint de diarrhée colliquative, la faiblesse est telle que l'arrière-train semble paralysé et que la marche est difficile. Les pupilles restent dilatées et, quarante-quatre jours après cette dernière expérience, la dilatation pupillaire persiste et le retour à la santé commence à se faire, mais faible et lent. Actuellement, cent vingt-cinq jours après, l'animal est bien remis.

Le bromhydrate d'hyoscine agit donc de la même façon chez le chat que chez le singe; seulement, pour obtenir les mêmes effets, surtout ceux qui ressortissent au système nerveux, les doses doivent être plus élevées chez le premier de ces animaux.

Parmi les effets produits, nous retiendrons surtout les suivants :

1° La *dilatation pupillaire*. — Cette dilatation est rapide, presque instantanée lorsque la dose est élevée, et, dans ce dernier cas, elle peut durer quarante jours et plus. La puissance mydriatique du bromhydrate d'hyoscine est en effet considérable, et il suffit de laisser tomber dans l'œil d'un homme ou d'un animal une goutte de la solution au 1/40 pour voir la dilatation pupillaire commencer trois minutes après, atteindre son maximum au bout de dix minutes et persister telle pendant une centaine d'heures, pour décroître insensiblement ensuite.

2° Les *troubles musculaires.*— A faible dose, ces troubles consistent en des phénomènes de déséquilibration ; les mouvements sont peu précis, peu sûrs; c'est un besoin pour l'animal de se mouvoir, et il y a de l'hyperexcitabilité musculaire ; après cinq à six heures, l'excitation musculaire fait place à de la dépression. A dose plus élevée, la phase d'excitation devient de plus en plus courte et est vite remplacée par de la fatigue, de l'affaissement et parfois par un véritable état parétique.

3° Les *troubles nerveux.* — A faible dose, ils consistent en un état d'agitation, d'inquiétude avec irritabilité et méchanceté, en perversions sensorielles pouvant porter sur le sens de la vue, de l'ouïe et de l'olfaction. Ces troubles se prolongent pendant plusieurs heures et vont s'atténuant sans disparaître complètement et empêchent le sommeil, qui aurait cependant de la tendance à se produire. A doses élevées, et comme pour les troubles musculaires, cette excitation nerveuse est passagère, et au bout de deux heures le sommeil s'installe, d'abord léger, puis de plus en plus profond.

Le sommeil peut persister longtemps, et à doses élevées, le lendemain, l'animal dort encore en même temps qu'il est dans un état d'affaissement considérable.

4° Les *troubles de la nutrition.* — Même aux doses les plus faibles, alors que le sommeil ne se produit pas, l'animal, le lendemain de l'administration du bromhydrate d'hyoscine, est sans initiative, affaissé, n'a pas d'appétit.

A des doses plus élevées, ces phénomènes s'accentuent, et lorsqu'elles atteignent 3 décigr., comme chez le chat, la nutrition reste pendant un grand nombre de jours profondément atteinte : l'animal maigrit, a de la diarrhée pendant longtemps et se trouve dans un état d'affaissement considérable. Ces phénomènes, rapprochés de la persistance de la dilatation pupillaire, nous semblent indiquer que le bromhydrate d'hyoscine s'élimine lentement de l'économie.

---

a) Étude physiologique sur l'Acétophénone (Extrait). (*Compt. rend. de l'Acad. des Sc.* Séance du 28 déc. 1885.)

Dans la séance du 9 novembre dernier, MM. Dujardin-Beaumetz et Bardet signalaient à l'Académie, comme jouissant de propriétés hypnotiques puissantes, l'acétophénone, acétone découverte en 1857 par M. Friedel. Les résultats de nos expériences sur les animaux nous paraissent concorder en plusieurs points avec ceux que M. Laborde signalait le 12 décembre à la Société de Biologie.

Nos expériences, au nombre de 82, ont porté sur 5 chiens, 4 chats, 3 lapins et 3 cobayes. L'acétophénone, soit pure, soit dissoute dans l'alcool ou la glycérine, a été introduite dans l'économie par diverses voies : veines, tissu cellulaire sous-cutané, tube digestif, poumons.

Les effets immédiats de l'acétophénone chez les animaux, à part de la somnolence passagère, laissant les sens en éveil et ne survenant qu'après des troubles assez graves, n'ont rien de commun avec le sommeil. D'après nos recherches, l'acétophénone serait moins toxique que ne le pensaient MM. Dujardin-Beaumetz et Bardet ; mais, à ce point de vue, à côté des effets qui précèdent, il en est d'autres consécutifs, portant sur la nutrition, qui doivent rendre circonspect dans l'administration de cette substance. Lorsqu'un animal a pris une forte dose d'acétophénone et qu'on le suit pendant plusieurs jours, on constate une perte de poids et une diminution de l'hémoglobine ; il en est de même lorsqu'on fait ingérer chaque jour à un chien des doses relativement faibles d'acétophénone.

***

b) RECHERCHES SUR L'ACTION PHYSIOLOGIQUE ET THÉRAPEUTIQUE DE L'ACÉTOPHÉNONE. (Séance du 18 janvier 1886.)

Dans une précédente Note, nous avons indiqué les effets physiologiques et toxiques de l'acétophénone chez les animaux ; nous voudrions actuellement indiquer les effets de cette même substance, prise à dose thérapeutique, chez l'homme sain et chez l'aliéné.

Chez l'homme sain, en ingestion stomacle et à des doses variant entre $0^{gr},10$ et $0^{gr},30$, nous n'avons constaté aucune modification d'aucun appareil ; à doses plus élevées, $0^{gr},45$ et $0^{gr},60$, la circulation et la miction ont été influencées. La miction a été plus abondante pendant les premiers moments qui ont suivi l'administration, et le pouls, d'abord plus plein, sans changement de fréquence, est devenu, cinq à six heures après l'administration, plus dépressible et un peu moins fréquent qu'avant cette dernière.

Chez l'aliéné, nos recherches ont porté sur 21 malades

agités et ne reposant pas la nuit : maniaques, déments par suite de manie, déments par alcoolisme, déments par suite d'athéromasie, paralytiques généraux, idiots, épileptiques, hallucinés.

La quantité d'acétophénone administrée a varié entre $0^{gr},10$ et $0^{gr},45$ par vingt-quatre heures. Quelques malades ont pris cette substance pendant onze jours consécutifs, d'autres pendant cinq ou six jours seulement. L'acétophénone était administrée par la bouche, en deux prises, le soir avant le coucher.

Comme effets généraux, trois malades ont accusé des ardeurs à l'épigastre, et dans certains cas, lorsque la quantité d'acétophénone ingérée était un peu considérable, nous avons constaté une diminution du chiffre de l'hémoglobine, diminution légère mais continue disparaissant toutefois rapidement après la cessation de l'administration. Comme action hypnotique, l'acétophénone n'a aucune action de cet ordre, et dans la plupart des cas, en particulier chez le maniaque, l'épileptique, l'idiot, cette substance a été sans influence sur l'agitation musculaire ; d'autres fois, ainsi chez les alcooliques et chez plusieurs paralytiques généraux, l'agitation nocturne a été diminuée ; les malades, tout en restant éveillés, étaient beaucoup moins bruyants ; nous retrouvions dans ces cas l'action déprimante de l'acétophénone sur le système musculaire, que nos recherches physiologiques ont mise en relief. Chez une malade enfin, tourmentée par des hallucinations viscérales se rattachant à une lésion tuberculeuse des poumons, le calme, même le sommeil, ont été obtenus. C'est là le seul succès réel que nous ayons constaté ; aussi, si ce succès peut engager à continuer l'administration de cette substance dans des cas de même ordre, il n'en est pas moins acquis que l'acétophénone n'a, dans la thérapeutique psychiatrique, qu'une importance très secondaire comme agent sédatif.

En présence des résultats négatifs que nous a donnés, au point de vue hypnotique, l'emploi de l'acétophénone chez l'homme sain et malade et chez les animaux, en présence des mêmes résultats négatifs obtenus chez les animaux par d'autres expérimentateurs (Grasset, Laborde), ne pouvant mettre en doute la pureté de l'acétophénone que nous employons (quatre maisons différentes de Paris nous ont fourni un produit ayant tous les caractères de l'acétophénone), et cependant dominés par l'autorité qui s'attache à si juste titre en Thérapeutique au nom de M. Dujardin-Beaumetz, nous nous sommes demandé si ce médecin n'avait pas, en préparant l'acétophénone, pris un autre produit pour cette substance, et si ce n'est pas à ce produit qu'il faut rattacher les propriétés hypnotiques que notre Confrère attribue à l'acétophénone. Nous avons donc préparé nous-mêmes de l'acétophénone par le procédé de M. Friedel (Comptes rendus, séance du 14 décembre 1875, pag. 1013), c'est-à-dire par la distillation sèche d'un mélange d'acétate et de benzoate de chaux, et nous avons recherché si, en nous plaçant dans certaines conditions, d'autres produits ne pouvaient pas prendre naissance. Nous avons ainsi obtenu deux produits que nous avons expérimentés chez les animaux et chez l'homme.

En chauffant à feu nu le mélange que nous venons d'indiquer, il est passé à la distillation un liquide brunâtre, à odeur d'amandes amères, ne cristallisant pas à zéro comme l'acétophénone et qui, expérimenté chez les animaux en injections intra-veineuses et en injections hypodermiques, nous a donné des résultats semblables à ceux de l'acétophénone ; son action ne diffère que par une intensité plus grande.

Avec cette substance, nous avons obtenu chez un chien, à la suite d'une injection intra-veineuse, des phénomènes que nous n'avons pu obtenir avec de l'acétophénone pure, une syncope, et postérieurement des vomissements alternant avec un sommeil profond, non interrompu par le bruit, interrompu seulement par les excitations cutanées. Six heures après l'injection, ce sommeil existait encore. Au bout de vingt-quatre heures, à part un peu d'affaissement, le chien semblait revenir à lui ; mais il succomba deux jours après l'injection, et nous trouvâmes, du côté des différents organes, des lésions identiques à celles produites par l'acétophénone.

En second lieu, en chauffant graduellement le mélange d'acétate et de benzoate, il est passé à la distillation un liquide huileux que M. Friedel signalait déjà dans sa communication. Ce liquide, jaune, lourd, qui a une odeur rappelant celle de l'acétophénone, ne cristallise pas à 0° ; nous l'avons expérimenté chez les animaux par la voie intraveineuse, hypodermique et intestinale et chez les malades par la voie buccale. Il nous a donné aussi, mais à des doses beaucoup moindres, des phénomènes semblables à ceux produits par l'acétophénone.

En résumé, l'acétophénone n'est pas un hypnotique,

et l'utilité de son emploi en psychiatrie nous paraît douteuse. Toutefois, cette substance agit surtout sur le système nerveux ; si, à certains égards, elle se comporte comme les irritants, ainsi que le prouvent les lésions congestives et inflammatoires du rein, du poumon et du foie, elle produit, du côté des centres nerveux, des troubles particuliers, tels qu'une anémie limitée à la moelle ou s'étendant à l'encéphale et se traduisant pendant la vie par une parésie musculaire plus ou moins complète pouvant rester localisée au membre inférieur ou s'étendre à l'ensemble du système musculaire. Cette anémie, indépendante de la circulation générale, puisqu'elle existe, ainsi que le prouve la paralysie musculaire, dès le début de l'intoxication, alors que la pression sanguine est augmentée et qu'elle se continue, ne s'exagérant pas lorsque plus tard cette pression est au contraire diminuée, est évidemment consécutive à une action primitive de l'acétophénone sur le système nerveux.

―――――――

a) RECHERCHES SUR L'ACTION PHYSIOLOGIQUE DE L'URÉTHANE. (*Compt. rend. de la Soc. de Biol.* Séance du 13 mars 1886.)

Les propriétés physiologiques de l'uréthane ont été déjà étudiées par Schmiedeberg, Joly et Éloy. Nous avons repris, en les complétant, les recherches faites par ces expérimentateurs, et c'est l'exposé des résultats que nous avons obtenus que nous soumettons aujourd'hui à la Société de Biologie.

Nos expériences, au nombre de 22, ont porté sur l'homme sain et sur les animaux.

Chez l'*homme sain*, nous avons fait trois expériences sur trois sujets différents, et dans ces cas le médicament, administré par la voie gastrique à la dose de 3, 4 et 5 gram., en solution dans 120 gram. d'eau aromatisée, a été donné en une seule fois. A ces doses, nous avons obtenu les phénomènes suivants :

Congestion céphalique d'une durée d'une demi-heure environ, se traduisant par de la rougeur de la face, du larmoiement et des tournements de tête; mictions claires, d'une faible densité et renfermant peu d'urée par litre, abondantes, répétées coup sur coup, deux, trois et quatre fois dans l'intervalle d'une heure environ ; ralentissement du pouls, qui devient plus résistant d'abord et chute ensuite avec les mictions ; chute de la température dans les deux heures qui suivent l'administration et retour progressif à la normale ; pas de modification de la respiration ; pas de sommeil et pas d'envie de dormir.

Chez les *animaux*, nos expériences, au nombre de 19, ont porté sur 6 chiens, 3 chats, 1 lapin et 1 cobaye. Le médicament a été introduit, soit par la voie intra-veineuse, soit par la voie hypodermique, soit par la voie gastrique.

Injections intra-veineuses. — A la dose de $0^{gr},20$ par kilogrammé du poids du corps, l'animal, immédiatement après l'injection, devient inquiet; il ne peut rester en place, se secoue, tourne sur lui-même, se plaint, etc...

Cet état dure un quart d'heure environ, puis apparaît

une parésie du train postérieur pouvant se généraliser, et en même temps le besoin de sommeil se fait sentir. L'animal s'assied alors sur son train de derrière, qu'il appuie contre la muraille, ou bien se couche. Il cherche d'abord à lutter contre le sommeil qui l'envahit; mais peu à peu il succombe et ses yeux se ferment. Ce sommeil est léger; à la moindre excitation périphérique, au moindre bruit, le chien ouvre les yeux, mais il les referme aussitôt et se rendort; toutefois, lorsqu'il est habitué à un bruit, ce bruit ne le réveille pas, et c'est ainsi qu'il dort malgré le va-et-vient du laboratoire.

Lorsque aucune excitation extérieure n'a lieu, le sommeil se continue longtemps, interrompu seulement par le besoin d'uriner qui peut se faire sentir plusieurs fois; et l'animal dort ainsi pendant six ou sept heures et même probablement plus. A part les modifications que nous venons d'indiquer, l'uréthane ne paraît influencer aucune autre fonction; la respiration, un peu lente, est régulière; la température s'abaisse d'un degré dans les premières heures qui suivent l'injection.

Lorsque la dose d'uréthane injectée dépasse $0^{gr},30$ par kilogramme du poids du corps, jusqu'à $0^{gr},38$, les troubles parétiques apparaissent plus rapidement que tout à l'heure et sont plus marqués, tout en prédominant toujours du côté du train postérieur. La station debout est vacillante; la marche est difficile, parfois impossible; l'animal tombe. Le sommeil, lui aussi, apparaît un peu plus tôt et il est plus profond; tout en cédant au bruit, comme précédemment, il faut que ce bruit soit plus intense et l'animal se rendort de suite; l'introduction du thermomètre dans le rectum réveille l'animal, qui se rendort immédiatement malgré la présence du thermomètre. La durée du sommeil dépasse évidemment sept heures, temps pendant lequel nous avons suivi nos animaux.

Aux phénomènes qui précèdent s'en ajoutent d'autres qui n'existaient pas lorsque la dose injectée ne dépassait pas $0^{gr},25$. La respiration est fréquente, difficile ; la cage thoracique se soulève en masse pendant l'inspiration et l'expiration se fait en plusieurs temps ; il peut y avoir du cornage ; le pouls ne subit aucune modification de ses caractères ; la miction ne se produit que tardivement ; les pupilles sont dilatées, les conjonctives injectées ; la température s'élève dans les premières heures de un demi-degré environ, puis elle chute d'un degré au-dessus de la normale, à laquelle elle revient peu à peu ; la sensibilité est conservée ; les réactions sont lentes, difficiles. Le lendemain, on ne constate plus que de la tristesse et de l'abattement, sans sommeil ; cet état peut persister plusieurs jours, mais il n'empêche pas l'alimentation de se faire régulièrement.

Injections stomacales. — Comme pour les injections intra-veineuses, nos recherches ont porté exclusivement dans ce cas sur des chiens. Le nombre de ces animaux expérimentés a été de six et le nombre de nos expériences de neuf.

La quantité d'uréthane ingérée a varié entre 2 gram. et 21 gram., et par kilogramme du poids de l'animal, entre $0^{gr},12$ et 1 gram.

Au-dessous de $0^{gr},20$ par kilogramme du poids du corps,

nous n'avons obtenu que quelques plaintes, de la tristesse, de la fatigue musculaire, des mictions abondantes et une somnolence légère qui n'a duré qu'une heure ou deux.

De $0^{gr},25$ à $0^{gr},30$, nous retrouvons des phénomènes semblables à ceux que nous a donnés l'injection intra-veineuse ; de $0^{gr},20$, ils ne diffèrent de ceux-ci que par un peu de difficulté de la respiration et par ce fait que l'animal s'étire et bâille avant l'apparition du sommeil.

Au-dessus de $0^{gr},30$ jusqu'à $0^{gr},50$, nous retrouvons, comme tout à l'heure, ces phénomènes de bâillement et les manifestations symptomatiques auxquelles donnent lieu les injections intra-veineuses de $0^{gr},30$.

L'hémoglobine examinée dans ces cas, ou bien ne change pas, ou bien chute le lendemain de l'administration, pour revenir assez rapidement au chiffre primitif. A la dose de 1 gram. par kilogramme du poids du corps, le tableau symptomatique change sous certains rapports et plus par-ticulièrement pour ce qui concerne le sommeil. A ce der-nier point de vue, on constate d'abord une légère somno-lence, qui diminue peu à peu et disparaît au bout de trois heures, pour faire place à un état comateux avec abolition de la sensibilité et des réflexes pendant lequel l'animal a les yeux ouverts. La paralysie musculaire se généralise rapidement, restant toutefois incomplète, et il se produit, sous l'influence d'excitations périphériques, sous l'in-fluence, par exemple, de l'introduction d'un thermomètre dans le rectum, un enraidissement passager des pattes postérieures.

La respiration est atteinte progressivement ; l'inspiration est tantôt brusque et très ample, tantôt au contraire faible et précipitée ; l'expiration se fait par saccades en plusieurs temps, avec participation des muscles du cou et de la tête ; le diaphragme reste inerte. La température chute en trois heures de 1/2 degré et met au moins quarante-huit heures pour revenir à la normale.

Malgré la gravité des phénomènes qui précèdent, l'animal peut guérir ; mais la parésie musculaire, du moins celle du train de derrière, persiste longtemps ; deux jours après, l'animal peut à peine se tenir sur son séant ; la respiration reste faible, difficile ; l'alimentation ne se fait pas, et huit jours après le chien est encore affecté.

Disons encore, pour terminer ce qui a trait aux ingestions stomacales, que, dans le but de rechercher l'influence que peut exercer sur la nutrition générale l'uréthane administrée à des doses relativement faibles, nous avons, à un chien pesant 16^{kil},300, fait prendre de 2 à 4 gram. de cette substance pendant cinq jours consécutifs. Cette expérience nous a permis d'établir que, dans ces conditions, l'uréthane n'a aucune influence sur la nutrition générale exprimée en poids, hémoglobine et aspect général.

Injections hypodermiques. — Par la voie hypodermique, nous avons fait sept expériences sur des cobayes, des lapins et des chats, avec des doses d'uréthane variant de 0^{gr},42 à 6 gram. et, par rapport au kilogramme d'animal de 0^{gr},5 à 1^{gr},714 ; ces expériences nous ont donné, suivant la nature de l'animal, des différences relatives à l'action de l'uréthane qu'il est nécessaire de mettre en relief.

Chez le cobaye, aux doses de $0^{gr},50$ et $0^{gr},62$ par kilogramme du poids du corps, nous avons obtenu un sommeil bien plus lent à venir, beaucoup plus léger et beaucoup moins continu que chez le chien, auquel nous injections par les reins $0^{gr},20$ d'uréthane par kilogramme du poids du corps. En revanche, les troubles paralytiques étaient plus intenses, la respiration plus difficile, et il y avait en outre un émoussement marqué de la sensibilité et de l'obnubilation intellectuelle.

Chez le lapin, aux mêmes doses, le sommeil était plus lent à venir, mais, une fois installé, avait les mêmes caractères d'intensité et de durée que pour le chien injecté à $0^{gr},20$ par kilogramme de son poids; seulement les troubles musculaires étaient moins marqués.

Chez le chat, à $0^{gr},50$ par kilogramme du poids du corps, nous avons obtenu des effets à peu près semblables à ceux constatés chez le chien à la dose de $0^{gr},20$ en injection intra-veineuse.

Au-dessus de un gramme, aux doses de $1^{gr},143$ et $1^{gr},714$ par kilogramme du poids du corps, le chat succombe. Dans ce cas, ou bien nous trouvons des symptômes semblables à ceux que nous avons constatés chez le chien auquel nous avons fait ingérer un gramme d'uréthane ; seulement le coma est le plus profond, l'animal ne revient jamais complètement à lui et succombe au bout de quelques jours ; ou bien la terminaison finale se précipite et on constate les phénomènes suivants : l'animal, paralysé de tout le corps, gît inerte, percevant les sensations, mais ne pouvant réagir; le museau est souillé par la bave et les larmes; il y a des nausées et des vomissements, puis se produisent des convulsions tétaniques généralisées, qui peuvent se répéter et entraînent après elle le coma et la mort.

---

b) RECHERCHES SUR L'ACTION PHYSIOLOGIQUE DE L'URÉTHANE *Suite. (Compt. rend. de la Soc. de Biol.* Séance du 20 mars 1886.)

Dans la séance précédente, nous avons étudié l'ensemble des troubles produits par l'uréthane ; aujourd'hui nous insisterons sur l'analyse des phénomènes causés par cet agent.

A l'autopsie des animaux qui ont succombé à l'action toxique de l'uréthane, nous constatons du côté du *système nerveux* : congestion passive et active de la pie-mère, qui recouvre le cerveau, tantôt à la convexité, tantôt à la base ; congestion des méninges qui recouvrent la protubérance et le bulbe ; suffusions sanguines dans les mailles de la pie-mère en différents points du cerveau ; congestion du plexus choroïdien ; sur des coupes du cerveau, congestion généralisée des substances grise et blanche, plus marquée à l'arrière, et des noyaux de la base. Aspect normal des enveloppes et de la substance blanche de la moelle, mais congestion de la substance dans toute sa hauteur, avec prédominance en certains points où il semble qu'il y ait de petites hémorrhagies.

Du côté de l'*appareil pulmonaire*, congestion souvent, avec points hémorrhagiques sous la plèvre et dans le parenchyme pulmonaire.

Du côté du *cœur*, suffusions péricardiques et endocardiques, sang noir. Le *foie* est très congestionné, avec ou sans marbrures ; il en est de même des *reins* dans ses deux substances, qui peuvent être enflammées.

Si à un chien on administre une dose d'uréthane non toxique (0^{gr},30 par kilogramme du poids du corps en ingestion stomacale), et qu'on sacrifie l'animal en plein sommeil par une piqûre du bulbe, on trouve, du côté des différents organes que nous venons d'examiner, des phénomènes de congestion à leur début et du côté du système nerveux une congestion plus accentuée, passive et active, avec suffusions sanguines intra-pie-mériennes des enveloppes du cerveau, sans congestion des parties centrales, mais avec congestion de la substance grise de la moelle.

Tels sont les effets que l'on constate pendant la vie ou après la mort, à la suite de l'administration de l'uréthane à des doses physiologiques et toxiques.

Ces effets méritent d'être étudiés d'un peu plus près.

Notons auparavant les trois particularités suivantes :

1° Peu importe la voie d'introduction du médicament, les effets produits sont toujours les mêmes, l'intensité seule varie ; toutefois, à cet égard, une chose est à remarquer : c'est que l'uréthane, par la voie stomacale, a une action presque aussi énergique que par la voie intra-veineuse ;

2° peu importe la nature de l'animal, les effets restent aussi les mêmes. Toutefois, à cet égard, il y a des prédominances en faveur de certains systèmes : c'est ainsi que, comparativement au chien et au chat, l'action hypnotique est moindre chez le cobaye, tandis que son action sur le système musculaire est au contraire plus marquée que

chez le lapin; enfin, sans avoir plus de sommeil que chez
le cobaye, les troubles musculaires sont moindres ;
3° au-dessus de 1 gram. par kilogr. du poids du corps,
l'animal succombe ; à 1 gram. même, les accidents produits
sont tellement graves qu'il a évidemment fallu toute la résistance individuelle de l'animal auquel nous avons fait
prendre semblable dose pour qu'il ne succombât pas.

Ceci dit, revenons à l'étude des effets produits par
l'uréthane en les considérant dans les différents organes
ou appareils de l'économie. Son action porte sur le système
musculaire, sur les appareils respiratoire, circulatoire,
digestif, urinaire, sur la température, la nutrition, la sensibilité et le système nerveux central.

Le *système musculaire* est un des systèmes le plus
constamment atteints ; si, à faible dose, on ne trouve que
de la fatigue musculaire, à dose plus élevée on observe
un état parétique qui, pour prédominer dans le train postérieur, n'en peut pas moins atteindre l'ensemble du système et devenir très intense sans toutefois être complet; à
cette paralysie s'ajoutent parfois, à haute dose, des accidents convulsifs limités ou généralisés, à forme tétanique.

A faible dose, l'appareil respiratoire n'est pas atteint; à
dose plus élevée, existent au contraire des modifications portant sur le rythme et la fréquence, d'autant plus profondes
que la dose est plus haute.

Même à faible dose, la *circulation* est influencée : le pouls
se ralentit, la pression artérielle augmente et des congestions se portent vers l'encéphale (rougeur de la face, larmoiement, vertiges) ; nos recherches ne sont pas encore
suffisamment complètes pour nous permettre de nous pro-

noncer sur les modifications que font subir à l'appareil circulatoire les fortes doses d'uréthane.

L'*appareil digestif* reste muet lorsque les doses sont
faibles, même lorsque l'uréthane est administrée par la voie
stomacale. A doses hypnotiques, il y a hypersécrétion des
glandes lacrymales; ce n'est qu'à doses toxiques qu'on
observe des nausées et des vomissements bilieux. A faible
dose et surtout par la voie stomacale, mais aussi par les
autres voies, la *quantité d'urine* est augmentée, elle présente, au point de vue de ses divers caractères, ceux de
l'urine polyurique ; à haute dose, l'uréthane n'augmente
pas la quantité d'urine rendue, il semblerait même la
diminuer.

La *température centrale* baisse d'une manière générale,
et cela de quelques dixièmes à trois degrés, suivant les
doses.

Cette chute de la température est d'ordinaire primitive;
parfois cependant on peut remarquer, comme dans les
injections intra-veineuses, une augmentation de quelques
dixièmes, suivie bientôt de l'abaissement.

A dose élevée, l'uréthane atteint profondément la *nutri-*
tion, l'alimentation ne se fait plus et l'animal dépérit; à
doses physiologiques, semblable atteinte n'existe plus, et,
fait important à noter au point de vue pratique, lorsqu'on
administre à un animal, pendant plusieurs jours consécutifs,
de l'uréthane, on ne constate aucun trouble nutritif et l'alimentation est régulière.

Excepté les cas dans lesquels l'animal est dans le coma,
les sens spéciaux et la sensibilité générale sont conservés;
toutefois il est un fait qui semblerait indiquer l'émousse-

ment de la sensibilité cutanée; c'est le suivant : Lorsqu'on
sacrifie un chien plongé dans le sommeil produit par l'uréthane, la section de la peau n'est pas ressentie, tandis que
l'animal se débat dès que le couteau arrive sur la masse
musculaire. Notons, à propos de la sensibilité, que l'uréthane en injection hypodermique est peu douloureux et
ne provoque pas d'abcès consécutif.

Du côté du système nerveux central, l'uréthane produit,
à hautes doses, du coma précédé d'un léger et passager état
de somnolence ; à des doses élevées, l'action de l'uréthane
sur les centres nerveux se traduit par un sommeil qui offre
certaines particularités sur lesquelles il est bon de revenir.
Lorsque la dose d'uréthane est faible, le sommeil est léger;
la moindre excitation, le moindre bruit anormal le fait
cesser, mais l'animal réveillé se rendort aussitôt. Lorsque
la dose est plus forte, le sommeil devient plus profond,
cependant il n'atteint jamais l'intensité de celui que produisent certaines substances, le chloral par exemple ; les
excitations périphériques un peu intenses le font toujours
cesser ; mais, comme tout à l'heure, aussitôt réveillé, l'animal se rendort.

Lorsque aucune excitation périphérique ne se produit, le
sommeil continue pendant plusieurs heures, interrompu
seulement par les sensations que font naître les besoins naturels (miction, défécation, etc.). — La durée de ce sommeil est variable, mais, même à faible dose, elle atteint
facilement six ou sept heures, et à dose forte, le lendemain
de l'administration, l'animal sommeille encore. Lorsque la
dose est élevée, ce sommeil s'accompagne de troubles plus
ou moins graves du côté de la respiration et du système

musculaire ; lorsque la dose est plus faible, ces troubles n'existent pas et le sommeil est le seul effet que semble produire l'uréthane. Le sommeil est donc un des effets dominants de l'action de l'uréthane, et à ce point de vue nos expériences nous amènent à la conclusion qu'ont déjà exprimée d'autres auteurs : *L'Uréthane est un hypnotique.*

Reste maintenant une question : Comment agit l'uréthane d'une manière générale, et en particulier pour produire le sommeil ?

Nombre d'inconnues existent encore pour nous à ce sujet. Nous rappellerons seulement que l'uréthane, qui, administré en injection hypodermique, ne paraît avoir aucune action irritante, se comporte du côté des différents organes, ainsi que le démontrent les lésions trouvées à l'autopsie, comme un irritant, même comme un irritant énergique, et par suite c'est évidemment aux irritations ainsi produites qu'il faut attribuer les symptômes qu'on constate pendant la vie du côté des différents appareils. Nous noterons encore que les altérations trouvées à l'autopsie du côté de la moelle et du cerveau expliquent parfaitement les troubles musculaires et comateux que produit l'uréthane. Ajoutons enfin que nos recherches nécroscopiques démontrent que le sommeil produit par l'uréthane s'accompagne d'une congestion qui peut aller jusqu'à la suffusion intra-pie-mérienne. Est-ce à cette seule congestion qu'il faut attribuer le sommeil ? Est-ce à une action primitive de l'uréthane sur les cellules nerveuses, action dont cette congestion serait la conséquence ? C'est ce que nous ne saurions dire. Toutefois le rôle de la congestion veineuse nous paraît important ; cette congestion prédomine sur la congestion active, qui semble consécutive, ainsi que le montrent les lésions trouvées à l'autopsie des animaux sacrifiés pendant le sommeil produit par des doses relativement faibles d'uréthane.

---

c) Recherches sur l'action thérapeutique de l'Uréthane. (*Compt. rend. de l'Acad. des Sc.* Séance du 5 avril 1886.)

Nous basant sur nos recherches physiologiques (*Compt. rend. de la Soc. de Biologie*, 13 et 20 mars 1886), qui nous ont montré que l'uréthane a une action hypnotique, et sur les expériences et observations de différents auteurs affirmant cette même action, nous avons essayé l'emploi de cette substance en aliénation mentale.

Chez 37 malades atteints d'agitation et d'insomnie sous la dépendance d'aliénations mentales de forme et de nature différentes, nous avons administré l'uréthane plus de 300 fois, à des doses variant entre $0^{gr},50$ et 5 gram. dans les vingt-quatre heures. Et afin que si, après l'administration de l'uréthane, nous obtenions le sommeil, ce sommeil ne pût être attribué à une simple coïncidence, nous n'avons employé cette substance que sur des malades chez lesquels nous connaissions l'évolution de l'agitation, et, dans les cas où cette évolution ne nous était pas connue, nous avons donné ce médicament au même malade à différentes reprises.

L'uréthane, dissous dans une potion aqueuse édulcorée

et aromatisée, était administré par la bouche, en une seule fois, le soir, un quart d'heure avant le coucher.

Au point de vue de leur forme et de leur nature, nos 37 cas d'aliénation mentale doivent être divisés de la manière suivante : manie, 13 ; lypémanie, 2 ; folie des persécutions avec perversions sensorielles, 3 ; démence simple consécutive à la manie ou à la lypémanie, 9 ; démence par athéromasie, 3 ; démence paralytique, 7.

Dans la démence par athéromasie et dans la démence paralytique, et cela malgré les doses élevées que nous avons employées, nous n'avons obtenu aucun effet hypnotique précis.

Dans les autres formes d'aliénation mentale (manie, lypémanie, folie des persécutions, démence simple consécutive à la manie et à la lypémanie), les effets varient suivant l'intensité de l'agitation. Lorsque l'agitation est trop considérable, il ne se produit aucune action somnifère ; il semble même que le médicament augmente la surexcitation.

Lorsque l'agitation est moins intense, on obtient le sommeil, sommeil qui présente les caractères suivants : il est calme, régulier, sans cauchemar, cède facilement aux excitations extérieures, mais reprend aussitôt que cessent ces excitations, dure de cinq à sept heures, et au réveil le malade n'accuse aucune sensation anormale.

L'examen attentif que nous avons fait des différentes fonctions et de la nutrition générale ne révèle aucun trouble particulier, même lorsque l'administration du médicament est longtemps continuée, pendant quinze jours par exemple.

Pour arriver à produire le sommeil, l'uréthane doit être administré à des doses variant entre 2 gram. et 5 gram., suivant les cas ; au-dessous de ces doses, nous n'avons rien obtenu. Lorsqu'on emploie dès le début la dose maxima (5 gram.), si cette dose ne produit pas le sommeil dès la première prise, l'administration du médicament ne doit pas être continuée : il resterait sans action.

L'effet hypnotique se fait généralement sentir très rapidement ; parfois cependant, mais rarement, il peut se faire attendre une heure ou deux. L'action somnifère de l'uréthane s'use assez vite. Au bout de trois jours dans certains cas, six jours ou sept jours dans d'autres, cette action est épuisée, et il faut laisser le malade se reposer pendant quelques jours si l'on veut demander les mêmes bons effets à l'uréthane. Il est à remarquer que, dans les limites indiquées ci-dessus, plus le sommeil produit est rapide et profond, plus vite s'use l'action de l'uréthane.

Tels sont les résultats que nous a donnés l'emploi de l'uréthane chez les aliénés. Des faits qui précèdent, il résulte : 1° que, dans les cas où le cerveau est altéré organiquement (démence par athéromasie, démence paralytique), l'uréthane n'a aucune action somnifère ; 2° que, dans les cas d'aliénation mentale fonctionnelle, peu importe la forme revêtue par cette dernière, l'uréthane peut avoir une action hypnotique, à la condition que l'insomnie ne soit pas liée à une agitation trop intense.

Comment agit l'uréthane pour produire le sommeil ?
Nos recherches physiologiques (*Compt. rend. de la Soc.*

de Biologie, 20 mars 1886) nous ayant indiqué que cette substance porte primitivement son action sur le système nerveux et que le sommeil qui est la conséquence de cette action s'accompagne d'une congestion active et passive, surtout passive, de l'encéphale, nous devons nous demander si ce n'est pas exclusivement dans les cas d'aliénation mentale avec anémie cérébrale que cette substance exerce ses effets hypnotiques.

Les faits nous démontrent qu'il n'en est pas ainsi. En effet, d'une part, nous avons vu le sommeil être procuré à des malades chez lesquels l'insomnie s'accompagnait de phénomènes congestifs de l'encéphale ; et, d'autre part, nos recherches nous prouvent que ce sommeil est indépendant de la circulation générale : les lésions cardiaques ne le favorisent ni ne l'entravent. Un autre élément que la circulation doit donc intervenir pour expliquer l'action hypnotique de l'uréthane. Or, si nous comparons entre eux les faits dans lesquels cette substance a amené le sommeil, nous voyons que tous ces faits ont un élément commun : la mauvaise nutrition. C'est en effet dans les cas où la nutrition générale est altérée et où la cellule nerveuse mal nourrie est affaiblie, d'où non seulement surexcitation cérébrale, mais encore éréthisme nerveux plus ou moins considérable, que l'uréthane produit le sommeil, lequel serait par conséquent surtout dû à une action directe sur la cellule nerveuse.

En aliénation mentale, l'uréthane répond donc, comme agent hypnotique, à des indications restreintes, mais précises; aussi, quoique son action somnifère soit moins marquée que celle d'autres médicaments, tels que le chloral, l'opium, la belladone, etc..., les observations comparatives que nous avons faites entre ces diverses substances nous le montrent réussissant dans des cas où échouent ces médicaments ; de plus, à cause de son innocuité, l'uréthane a parfois des avantages réels sur les autres hypnotiques que certains malades ne peuvent supporter.

————— ———

a) RERCHERCHES SUR L'ACTION PHYSIOLOGIQUE DU MÉTHYLAL. (*Compt. rend. de l'Acad. des Sc.* Séance du 24 janvier 1887.)

Le méthylal, acétal obtenu par l'action de la potasse sur le forméthylal, est un corps liquide, mobile et réfringent, d'odeur éthérée, d'une densité de 0,8551. Plus volatil que l'éther, il bout à 42° et est soluble dans l'eau, l'alcool, les huiles, etc.; ce corps, auquel M. Personali (de Turin) attribue des propriétés hypnotiques, nous a paru intéressant à étudier au point de vue de son action physiologique.

Nos expériences, au nombre de 20, ont porté sur 12 animaux : 4 cobayes, 6 chats, 1 chien, 1 singe. Le méthylal a été introduit dans l'économie par les trois voies : sous-cutanée, stomacale, pulmonaire.

Par la voie hypodermique, l'introduction du méthylal est très douloureuse, peut parfois produire une syncope et donne lieu, s'il est injecté pur, à des ulcérations consécutives.

A une dose variant entre $0^{gr},25$ et $0^{gr},50$ par kilogram. du poids du corps, on note un peu de salivation; puis, un quart d'heure ou une heure après l'injection, l'animal se couche et s'endort. Le sommeil est calme, mais l'animal reste sensible aux excitations extérieures, les réactions sont lentes.

Lorsque la dose atteint $0^{gr},50$ par kilogramme du poids du corps, le sommeil devient plus profond et les excitations ont besoin d'être plus intenses pour le faire cesser. L'animal dort ainsi pendant plusieurs heures ; nous l'avons suivi pendant six heures. Au réveil, il est lourd, apathique, mais bientôt il revient complètement à lui.

Entre $0^{gr},50$ et $0^{gr},20$ du poids du corps par kilogramme, le sommeil devient invincible, l'animal s'endort en mangeant ou tout à côté de ses ennemis naturels ; les excitations périphériques ont besoin d'être plus intenses encore que tout à l'heure pour produire des réactions lentes et faibles. Seulement d'autres phénomènes apparaissent : légère dilatation pupillaire, fatigue musculaire considérable touchant de près à la parésie, l'animal saute avec peine et ne peut se tenir debout ; élévation du pouls et salivation très-marquée.

Ces différents phénomènes disparaissent au bout de quelques heures, et alors le sommeil persiste seul avec les caractères indiqués plus haut. A ce moment, on note un léger abaissement de la température.

Au-dessus de 2 gram. par kilogramme du poids du corps, il y a deux phases très nettes dans l'intoxication. Dans la première, affaissement avec somnolence, phénomènes paralytiques surtout marqués à l'arrière-train, mais pouvant se généraliser progressivement ; hyperexcitabilité musculaire et parfois secousses convulsives spontanées dans les membres, sensibilité générale et sensorielle diminuée et retardée, pupille dilatée, chute de la température, légère augmentation de la fréquence du pouls, respiration difficile, fréquente, se faisant en plusieurs temps; les poils se hérissent.

Deux ou trois heures après le début de l'expérience, apparaît la seconde phase : la parésie a disparu ou considérablement diminué ; les autres phénomènes se sont amendés, il n'existe plus que le sommeil avec ses caractères ordinaires. Au réveil, les urines, supprimées jusqu'alors, réapparaissent ; l'animal reste abruti, sans initiative, sans appétit, maigrit, et il lui faut plusieurs jours pour se remettre.

A ces doses élevées, la gravité des symptômes a été variable et semble tenir au degré de résistance de l'individu, et la mort peut survenir : un cobaye a succombé à l'injection de $2^{gr},35$ de méthylal par kilogramme du poids de l'animal.

A l'*autopsie*, on trouve une congestion généralisée de l'encéphale et du bulbe, des hémorrhagies punctiformes dans le parenchyme pulmonaire et le muscle cardiaque, des marbrures du foie et de la congestion de la substance corticale des reins.

Par la voie stomacale, on constate les mêmes symptômes que précédemment et le sommeil se produit aux mêmes doses ; mais il est plus tardif, il n'arrive que deux ou trois heures après la prise et est peut-être plus persistant.

Par la voie pulmonaire, nous avons soumis deux chats renfermés dans une caisse *ad hoc*, une fois à des pulvérisations de 4 gram. de méthylal dans 50 gram. d'eau, et une seconde fois à l'évaporation spontanée de $8^{gr},50$. Dans le premier cas, nous n'avons obtenu que de la somnolence ; dans le second cas, le sommeil s'est montré comparable à celui que donnait la voie sous-cutanée ; seulement il s'accompagnait d'irritation des muqueuses oculaire, nasale et bronchique, avec larmoiement, éternuements et toux.

Tels sont les résultats de nos expériences. Ils prouvent que, quelle que soit la voie d'entrée, les effets généraux produits par le méthylal sont les mêmes, à quelques différences près : ainsi, le sommeil est plus rapidement obtenu par la voie hypodermique et par la voie pulmonaire, mais il est peut-être plus persistant par la voie stomacale. Disons en outre que les effets principaux du méthylal restent les mêmes, peu importe le genre de l'animal soumis à l'expérience ; toutefois, plus l'animal est élevé dans l'échelle des êtres, plus il s'est montré sensible à l'action somnifère du méthylal. Chez le cobaye même, nous n'avons pu produire le sommeil vrai, nous n'avons obtenu que de la somnolence, ou bien, à des doses élevées, des troubles comateux et paralytiques ; chez le singe, au contraire, il faut des doses moitié moindres que chez le chien et chez le chat pour amener le sommeil. Ajoutons enfin que l'élimination du méthylal se fait rapidement et qu'elle affectionne tout particulièrement la voie pulmonaire, si bien que, pendant le temps qu'on pratique l'injection hypodermique, l'haleine de l'animal sent déjà le méthylal et que cette odeur persiste plusieurs heures, même si la dose est faible.

En résumé donc, si, à des doses élevées, le méthylal donne lieu à des phénomènes toxiques divers et entraîne la mort en produisant des lésions irritatives atteignant différents organes, ce qui domine l'action de cette substance, c'est le sommeil, sommeil sur les caractères duquel nous avons suffisamment insisté et qui, à des doses relativement faibles, c'est-à-dire allant de 0^{gr},25 à 0^{gr},50 par kilogramme du poids du corps, est à peu près le seul symptôme observé.

Le méthylal est donc un hypnotique, et, à en juger par la rapidité de son élimination, par l'absence ou le peu de troubles qui se montrent au réveil, un hypnotique qui ne s'accumule pas dans l'économie et dont le degré de toxicité est faible, puisqu'il faut le porter à plus de 0^{gr},50 par kilogramme du poids du corps pour voir des phénomènes graves contre-indiquant son emploi, et à plus de 2 gram. pour produire une intoxication vraie.

Ces prémisses physiologiques étant connues, nous avons transporté le méthylal dans le domaine thérapeutique.

---

b) RECHERCHES SUR L'ACTION THÉRAPEUTIQUE DU MÉTHYLAL. (*Compt. rend. de l'Acad. des Sc.* Séance du 4 avril 1887.)

Dans une précédente Communication (séance du 24 janvier 1887), nous avons exposé les résultats de nos recherches sur l'action physiologique du méthylal. Des symptômes produits par cette substance administrée à dose non toxique, c'est-à-dire à des doses inférieures à 1 gram. par kilogramme du poids du corps de l'animal, celui qui domine la scène est le sommeil ; ce sommeil ne laisse après lui aucun trouble, le méthylal s'éliminant rapidement.

Ces résultats nous ont paru autoriser l'administration du

méthylal à l'homme malade. Nos recherches ont porté sur trente-six aliénés atteints d'agitation et d'insomnie, sous la dépendance de folies de forme et de nature différentes.

Chez la plupart de nos malades, nous avons administré ce médicament à plusieurs reprises et pendant plusieurs jours consécutifs ; chaque fois on le donnait en une seule prise immédiatement avant le coucher et toujours par la bouche. Nous n'avons jamais rencontré d'intolérance ni aucun trouble du côté d'aucun organe; nos malades n'ont jamais manifesté aucune répugnance à prendre le méthylal, dont le goût et l'odeur éthérée n'ont rien de désagréable, et qui par sa grande solubilité dans l'eau est d'un maniement facile ; nous l'administrons dans un julep ordinaire.

Au point de vue de leur forme et de leur nature, nos 36 cas d'aliénation mentale doivent être classés de la manière suivante : folie simple (manie, lypémanie), 15 cas ; folie alcoolique, 3 cas ; démence par athéromasie, 3 cas ; dèmence paralytique, 3 cas.

Dans les *folies simples* à leur période de début, le méthylal reste sans action hypnotique, tout en élevant les doses jusqu'à 7 gram. et 8 gram. A la période d'état, pendant les poussées aiguës d'agitation, aux doses de 5 à 6 gram., il réussit au contraire assez régulièrement à procurer dans les premiers jours un sommeil qui dure toute la nuit; ce sommeil, continu dans la plupart des cas, est parfois interrompu pendant un quart d'heure ou une demi-heure, puis est repris jusqu'au matin.

Ces résultats sont obtenus même lorsque l'agitation est intense ; seulement, au bout de trois à cinq semaines,

6

l'accoutumance se produit, il faut élever les doses ; et cependant, le plus souvent, malgré cela, les effets ne sont plus aussi certains que les premiers jours, le sommeil ne dure plus que cinq ou six heures et est souvent interrompu.

Dans les insomnies liées à l'agitation, chez les malades atteints de *démence simple*, les résultats sont assez uniformément favorables, peu importe le degré d'agitation, pourvu que les doses de méthylal soient suffisamment élevées et atteignent 5 à 8 gram. ; sur les douze cas de cet ordre, nous n'avons eu qu'un insuccès.

Dans la *folie alcoolique*, le méthylal administré aux doses de 5 ou 6 gram., ou bien est resté sans effet, ou bien n'a donné que des résultats aléatoires ; aussi, dans ces cas, son emploi ne nous paraît-il pas de mise.

Dans la *démence par athéromasie*, le méthylal, même à des doses relativement faibles, 3, 4 et 5 gram., donne lieu pendant les cinq ou six premiers jours à un sommeil continu et se prolongeant toute la nuit ; mais, au bout de ce temps, le sommeil, comme dans la folie simple, est moins complet et ne dure que cinq ou six heures, quand même on augmente les doses.

Dans la *démence paralytique* arrivée à des degrés différents, mais toujours à la période d'état ou de déclin, nous avons d'une manière générale obtenu des résultats très satisfaisants lorsque les doses de méthylal ont été portées entre 5 et 8 gram. ; le plus souvent le sommeil a été complet pendant toute la nuit, parfois il n'a duré que cinq ou six heures et deux fois seulement trois à quatre heures.

Lorsque les doses étaient inférieures à 5 gram., le

sommeil était interrompu, puis repris après quelques moments d'agitation, et l'on constatait ainsi plusieurs fois, dans le cours d'une même nuit, des alternatives de sommeil et d'agitation.

En résumé, sans effet hypnotique dans la folie alcoolique et dans la période de début des folies simples avec agitation nocturne, le méthylal réussit au contraire assez généralement dans la période d'état de ces folies simples, dans les insomnies liées à la démence simple, à la démence par athéromasie et à la démence paralytique.

Les doses nécessaires pour produire le sommeil doivent varier entre 5 et 8 gram.; ce n'est que dans les démences par athéromasie que nous avons obtenu des résultats favorables avec des doses inférieures à 5 gram. Mais dans tous les cas, sauf la démence paralytique, l'accoutumance se produit assez rapidement: cinq à six jours suffisent pour cela, et alors, même lorsqu'on augmente les doses, le sommeil est moins continu et moins prolongé que dans les premiers jours. Pour obtenir les mêmes bons effets du début, il faut cesser l'administration du médicament pendant deux ou trois jours, et ce temps de repos suffit pour rendre au système nerveux toute sa sensibilité à l'action hypnotique du méthylal.

Ajoutons encore ce fait important, c'est que le méthylal n'a qu'une action exclusivement somnifère, son impression sur le cerveau est évidemment passagère, il ne produit aucune dépression au réveil, l'agitation est aussi intense que la veille, et quoique nous ayons prolongé l'emploi de ce médicament pendant quinze jours consécutifs, nous n'avons remarqué, ni du côté de la nutrition générale, ni du côté des différentes fonctions, ni du côté du système nerveux, aucun trouble qui nous obligeât à en cesser l'emploi.

Par suite, étant donnés son innocuité, son facile maniement et son goût qui le fait accepter volontiers par les malades, le méthylal, malgré une énergie d'action moins considérable que celle d'autres médicaments, nous semble devoir trouver sa place en aliénation mentale parmi les agents de la médication hypnotique.

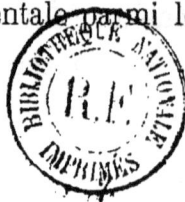

FIN.

TABLE DES MATIÈRES.

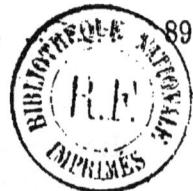

www.ingramcontent.com/pod-product-compliance
Lightning Source LLC
Chambersburg PA
CBHW050601210326
41521CB00008B/1069